Photographies
MIA ET KLAUS

Maquette de la couverture
NORMAND MADORE ET ASSOCIÉS INC.

vivre son mourir

DU MÊME AUTEUR

J'ai le goût de vivre, Editions du Jour, 1975

Vivre en amour, Editions du Jour, 1978

À l'écoute de sa vie (Concept santé), Editions Guérin, 1979

Précis de nutrition, Editions Guérin, 1980

Isabelle Delisle Lapierre

vivre son mourir

DE LA RELATION D'AIDE
AUX SOINS PALLIATIFS

Édition
Les Éditions de Mortagne
250, boul. Industriel, bureau 100
Boucherville (Québec)
J4B 2X4

Diffusion
Tél.: (514) 641-2387
Téléc.: (514) 655-6092

Dépôt légal
Bibliothèque nationale du Canada
Bibliothèque nationale du Québec
3e trimestre 1982

ISBN: 2-89074-043-9

5 6 7 8 9 - 82 - 94 93 92 91 90

Imprimé au Canada

Je dédie cet ouvrage à ma chère soeur, Dorothée, qui a su si bien accompagner Jacques, son époux, durant les quatre mois de sa maladie et avec lui VIVRE «SON MOURIR».

Je tiens à remercier tous ceux qui, de près et de loin, ont collaboré à la réalisation de cet ouvrage.

Un merci spécial s'adresse à:

Lucie Boudreau
Solange Lettre
Marie-George Naud
Mes deux nièces Brigitte et Danielle
Mes deux neveux André et Alain
Mon père G. et ma mère Marie-Claire

TABLE DES MATIÈRES

PRÉFACE

C'est une grande joie et un honneur pour moi de vous présenter le livre d'Isabelle Delisle Lapierre: **"Vivre son mourir".**

L'amitié qui me lie à Isabelle, ainsi qu'à Gaston, a cette qualité qui lui permet de devenir plus riche et plus profonde avec les années.

Isabelle Delisle Lapierre est une grande femme. Une femme de tête qui a su s'affirmer tout en demeurant une femme de coeur. Une femme qui a beaucoup étudié, qui a voyagé, qui a bâti et qui, pourtant, est demeurée simple, spontanée et d'un naturel admirable. Dans son livre **"Vivre son mourir"**, elle nous parle d'abord avec son coeur tout en s'appuyant sur des connaissances et des études approfondies dans les domaines de la santé et de l'éducation.

À maintes reprises, j'ai été témoin de la qualité d'accueil qu'Isabelle manifeste dans ses rencontres avec les gens que la vie met sur son chemin. Mais, j'ai pu également observer son accueil de la VIE sous toutes ses formes et dans toutes ses manifestations. Pour Isabelle, tout devient occasion de célébrer la VIE.

Alors, me direz-vous, pourquoi écrire un livre sur le *"mourir"*?

Simplement, comme vous le découvrirez dans son livre, parce qu'Isabelle sait, sans l'ombre d'un doute, que seuls les humains ayant pris conscience de la signification de la mort sont capables de donner un véritable sens à leur vie. C'est également à partir de cette certitude qu'Isabelle a bâti une série de rencontres dont le thème s'intitule: *"Apprivoiser la vie, apprivoiser la mort"*.

Lorsqu'Isabelle m'annonce, en janvier 1981, qu'elle se prépare à donner cette session d'une façon intensive, je réponds immédiatement: *"J'y serai"*. Et au même instant, j'ai la vision de mon père décédant au cours de cette même fin de semaine. Il avait 84 ans et jusque-là avait été en assez bonne santé compte tenu de son âge.

Habituée à ce genre de prémonition, je ne change rien à mes intentions. Cependant, avant de me rendre à la session, contrairement à mon habitude, j'appelle une de mes soeurs pour l'informer du numéro de téléphone où elle pourra me rejoindre en tout temps au cours de la fin de semaine.

La journée de samedi est consacrée à découvrir le mouvement de la vie à travers les *"petites morts"* quotidiennes, les détachements successifs. À 23 heures, lorsque j'entends la sonnerie du téléphone, je sais tout de suite qu'il s'agit de mon père. En effet, ma soeur m'apprend qu'on vient de l'hospitaliser d'urgence et que sa mort n'est qu'une question d'heures. Sentant que je n'ai pas le temps de me rendre à son chevet — il me faut parcourir environ 860 kilomètres — et que, de toute façon, il est déjà dans le coma, je décide de passer la nuit sur place et de l'accompagner par l'esprit dans cette dernière étape de sa vie.

Sachant qu'il a toujours beaucoup craint la mort, j'essaie de lui insuffler du calme, de l'inciter à s'abandonner à la Lumière qui vient vers lui, à se fondre dans l'énergie universelle. Je sens qu'il s'accroche inconsciemment à son corps et qu'il continue de résister. Alors, je veille toute la nuit essayant de l'aider de mon mieux.

Le lendemain matin, vers 9h30, je suis envahie par un bouleversement intense, une véritable bataille intérieure. Je dis à Gaston: *"Il se passe quelque chose de spécial pour mon père!"* À 10 heures, il se fait un grand calme en moi et je ne sais comment interpréter ce fait. À 11h45, je reçois un appel de ma belle-soeur, Marie, qui me confirme qu'après une période de grande agitation qui avait duré de 9h30 à 10h00, mon père était devenu très calme, que ses traits s'étaient détendus, et qu'il s'était éteint tout doucement vers 10h45 environ.

Entourée par l'amitié d'Isabelle, de Gaston et des participants, je peux me permettre de vivre intensément et positivement cette séparation et, ensemble pour accompagner mon père dans ce voyage vers une nouvelle forme de vie, nous chantons un Alléluia du plus profond de notre coeur.

Ensuite les événements se déroulent rapidement: préparatifs, voyage, rencontres avec mes frères et soeurs et les parents et amis. Près de la dépouille de mon père, je me sens paisible et j'ai la certitude intérieure qu'il continue à vibrer dans une autre dimension de l'Univers et que sa mort, après 84 ans de vie terrestre, n'a été qu'un passage vers une autre manifestation de la vie.

Aussi, je trouve important, essentiel même, qu'une conscientisation, un éveil au sens profond de la mort, se développent chez les gens de tous les âges, de toutes les conditions, afin de redonner à l'acte de mourir, toute sa dignité et son sens véritable.

Isabelle Delisle Lapierre n'a pas craint de foncer dans cette direction malgré les résistances, les peurs, les obstables rencontrés.

Je ne peux, ici, que lui exprimer de nouveau mon amitié et lui offrir mon appui total dans cette voie, où elle fait figure de pionnière, afin de redonner à la mort son caractère humain, de permettre aux personnes d'être mieux préparées à accompagner quelqu'un dans cette étape cruciale de la vie qu'est la mort et, surtout, de nous aider tous à mieux "*vivre notre mourir*" lorsque viendra, pour nous, le temps du "*grand passage*".

Marie-George NAUD

INTRODUCTION

Le vif intérêt que ce sujet du *"mourir"* suscite en moi remonte à ma plus tendre enfance alors que je perdais un être cher dans la personne de ma grand-mère maternelle; j'avais alors onze ans. Cet intérêt s'est accru avec les années car, ayant choisi comme première carrière la profession d'infirmière, j'ai souvent été appelée, par mon travail, à accompagner des personnes de tout âge à vivre ce processus du *"mourir"*.

J'ai pu constater au cours de mes années de pratique, dans différents hôpitaux de la province et à l'étranger, le grand malaise qui existe chez le personnel infirmier et médical face à cette réalité. Ce malaise se traduit par des comportements de fuite en raison de l'anxiété éprouvée et de l'incapacité d'exercer une relation d'aide efficace avec ces personnes en phase terminale. Il en découle donc une attention accrue centrée sur les besoins physiques du malade plutôt que sur l'écoute attentive et le support émotif. Le malade n'est souvent pas informé de son état parce qu'il y a refus de prise en charge par le professionnel se sentant incapable d'aborder le sujet. Il existe donc encore aujourd'hui, chez plusieurs professionnels de la santé, un sentiment d'échec devant la mort. Cette attitude empêche le malade de vivre ses émotions et de se sentir à l'aise pour les exprimer. L'intervenant, en étant confronté à la mort de l'autre, est confronté à sa propre mort et elle n'est pas facile à accepter. Qui que nous soyons, nous sommes confrontés quotidiennement à cette réalité tant parmi les membres de notre famille que chez nos amis les plus chers. Nous avons besoin d'éléments nouveaux pour avoir une vision positive de la mort afin de l'intégrer dans notre vie.

Cette recherche, que je suis heureuse de vous livrer, a pour but de rendre moins étrange ce chemin vers la mort. Cela afin de faciliter, par le fait même, notre approche face à la personne qui vit cette dernière étape de croissance et permettre à celui qui doit faire face à cette réalité de bien profiter de ces quelques moments précieux qui lui restent à vivre.

L'intensité de présence dans la mort est une nouvelle dimension permettant à l'homme d'ouvrir une route sur son aventure intérieure, de trouver sa propre réponse en lui-même. L'intensité de présence dans la vie ne serait-elle pas un pré-requis à cette intensité de présence dans la mort?

C'est cette réflexion que nous aborderons dans cet ouvrage préparé, non seulement pour les professionnels de la santé, mais pour toute personne engagée depuis sa naissance dans ce processus du "*mourir*".

AVANT-PROPOS

La vie nous apprend que c'est en s'évanouissant que chaque action nous révèle un peu ce qu'elle cachait. Le stimulus le plus puissant du comportement paraît bien être la fuite de la mort et la recherche de ce qui développe la vie.

Chaque individu entre dans un processus de socialisation dès la naissance. Ce processus lui permet d'intérioriser des normes et des valeurs, de se familiariser avec des apprentissages qui le rendront apte à jouer des rôles sociaux. L'énergie dont témoigne tout ce que nous ferons de la naissance à la mort est comparable à celle d'un champ électromagnétique. Nous sommes attirés par ce que nous aimons; nous fuyons ce que nous redoutons. Nous nous reposons sur ce que nous croyons savoir et nous nous activons pour mieux posséder ce que nous ignorons. L'approche de la mort est souvent considérée comme un cauchemar, une réalité qu'il faut oublier parce qu'elle n'entre pas dans notre schème de valeurs. Il est donc important de démystifier la mort et de faire en sorte qu'elle nous devienne familière. Notre vraie vie d'amour est notre seul bagage pour traverser le mur des ténèbres de la mort. Cette phase ultime fait partie du processus d'évolution de l'être humain. Elle est une nouvelle étape de croissance à franchir pour accéder à un plan supérieur.

la mort m'accompagne
comme une grande personne
qui me tiendrait la main

elle se tient
comme dans une source
la plus profonde source
des plus profondes eaux

elle ne m'épouvante pas
parfois, je l'oublie
et tout d'un coup, je la sens là
ainsi qu'un enfant qui joue sur la grève

et qui subitement découvre
la gravité de la mer

Anne Hébert

PARTIE I

Apprivoiser la vie, apprivoiser la mort

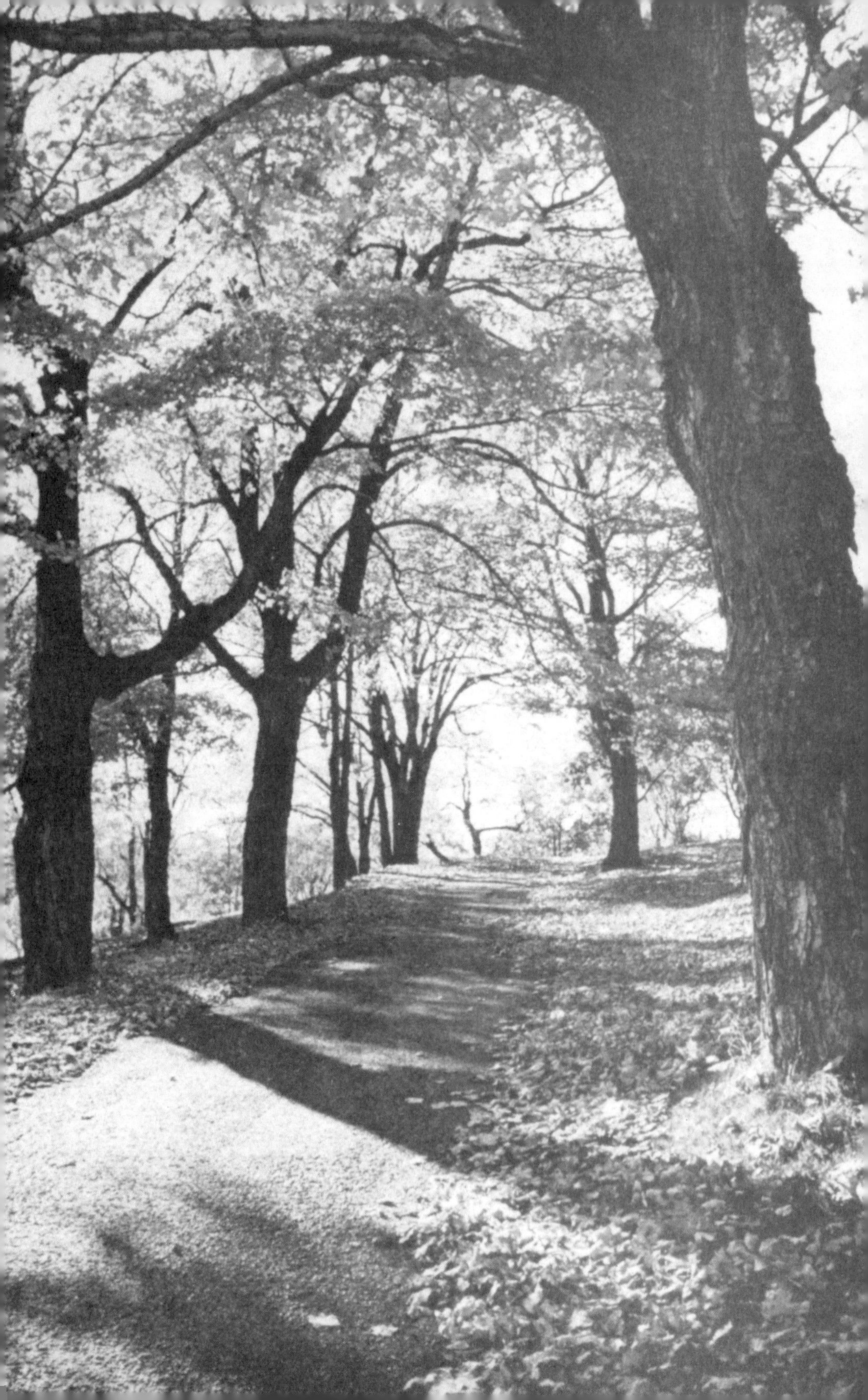

L'unique chemin qui conduit à la vie est l'amour;

l'unique chemin qui conduit au savoir est la sagesse;

l'unique chemin qui conduit à la liberté est la vérité.

Peter Deunov

Les principaux objectifs que nous poursuivrons dans cette première partie sont les suivants:

- Prendre conscience de nos peurs en face de la vie.
- Établir un lien entre nos peurs de vivre et nos peurs de mourir.
- Reconnaître que la mort est présente à toute vie.
- Se situer face à notre propre interprétation de la mort.
- Identifier nos peurs face à la mort.
- Considérer la mort de l'autre comme une expérience qu'il doit vivre.
- Respecter les étapes qu'il a à franchir.
- L'accompagner dans ces différentes étapes.
- Répondre à ses besoins aux points de vue physique, psychologique et spirituel.
- Aider la famille à intégrer le deuil.
- Apprendre à vivre l'Espérance.

CHAPITRE PREMIER

Apprivoiser la vie

Ce chemin vers la mort est un chemin étrange si nous n'avons pas appris, à travers les différentes étapes de notre vie, à résoudre trois grands problèmes:

- la peur de vivre;
- la peur d'aimer;
- la peur de mourir.

Qu'est-ce que vivre?

La réponse sera différente pour chacun, sans nul doute. Pour d'aucuns qui auront mis leur priorité dans la connaissance de soi, ce sera peut-être mieux se connaître; pour d'autres, ce sera se sentir libre, se donner le droit au bonheur, aimer et être aimé, choisir et non subir, se sentir bien dans sa peau et quoi encore... Quelle que soit la définition que nous donnions à "vivre", elle répondra à la réalisation que nous vivons ou que nous voulons vivre. Si la vie vaut la peine d'être vécue, elle exige que nous la vivions avec toutes les dimensions de notre être: notre corps, notre coeur, notre esprit. Si ce triangle est harmonisé, donc en équilibre, la vie en sera d'autant plus riche et plus pleine.

N'avons-nous pas perdu la connaissance de notre être véritable? Est-ce que nos yeux voient la beauté, la souffrance; ne serait-ce pas en fait que la moitié d'une réalité?

L'autre moitié, que nous ne voyons pas et qui comprend les fruits de cette beauté, de cette souffrance, de cet amour, l'éveil, la transformation, la résurrection dans l'Esprit, qu'en faisons-nous?

Quand l'homme trouve son Moi véritable, la vie, l'amour et la mort ne font qu'un et il arrête d'avoir peur parce que, pour lui, tout est vie et il a, par le fait même, accès au Moi de tous les autres hommes.

Il est alors conduit à une collaboration concrète dans les divers domaines de la vie. Toutes les émotions pures et profondes qui ébranlent notre âme sont apparentées à la mort et nous donnent le pressentiment d'une autre vie. C'est ainsi que nous vibrons à une belle oeuvre d'art aussi intensément qu'à la perte d'un être cher.

La vie n'apparaît-elle pas comme une puissante antithèse de la mort? Vie et mort, joie et peine, lumière et ténèbres... ne serait-ce pas là les éléments antithétiques nécessaires à notre connaissance?

La naissance et la mort sont des expériences très proches l'une de l'autre et comportent une structure de base identique: celle d'un passage d'un milieu à un autre, d'un changement radical d'état. La mort n'est qu'une rupture, une séparation totale à l'égard du corps. Durant la vie, nous mourons continuellement et renaissons sans cesse dans ce processus physiologique qu'on appelle: absorption, assimilation, excrétion. Notre vie corporelle est une lutte constante contre les forces de mort qui l'assaillent.

Cette chose ou ce personnage que nous appelons "mort" n'existe pas au fond; celui ou celle qui existe, c'est cette personne qui meurt. Quand nous entrons dans ce processus du *"mourir"*, c'est un événement personnel que nous vivons au même titre que notre naissance. C'est un fait qui nous arrive.

Le mystère premier, ce n'est pas *"mourir"*, mais bien l'attitude en face de cet acte important de notre vie. Acte qui donne un sens à notre existence en autant que la vie a eu un sens pour nous.

Si le but de la vie est de permettre à l'homme, comme tout ce qui vit dans la nature, de **se réaliser pleinement,** pouvons-nous accepter de continuer de nous laisser bloquer par toutes nos peurs?

Toutes ces peurs viennent souvent d'une méconnaissance de nous-mêmes et de la réalité dans laquelle nous évoluons. Elles nous font prisonniers de nous-mêmes et, en les acceptant dans notre vie, nous expérimentons une mort anticipée. Nous vivons comme si nous étions des systèmes fermés alors que nous sommes appelés à une ouverture totale sur le monde.

La vie nous offre, à travers les étapes qu'il nous faut traverser, différents apprentissages. Le passage d'une étape à une autre ne se fait pas sans douleur. Il en est de même pour cette étape qui nous achemine vers le processus que nous appelons *"mourir"*. Ce qui importe pour chacun de nous, ce n'est peut-être pas l'acte de naître ou de mourir, mais la réalisation de notre vie dans cet acte. Cette étape n'est-elle pas la continuité du déjà vécu, une sorte de prolongement de la vie individuelle? Mais pouvons-nous vivre ce dernier acte de notre vie si nous n'avons pas vécu notre vie?

Comment pouvons-nous vivre notre vie?

Si le destin de chaque homme est une grande merveille et que les liens que nous tissons avec les êtres qui croisent notre route au cours d'une vie sont, en fait, ce qu'il y a d'essentiel et de réel, il importe que nous soyons présents aux personnes et à chaque instant qui s'offre à nous. Sans cette qualité de présence, nous passons à côté de la vie; nous sommes aveugles et nous ne pouvons faire un usage productif du temps. **Vivre sa vie, c'est donc *"être présent"***.

Si nous acceptons que la durée s'impose comme condition de la vie, nous comprendrons qu'accepter de mourir, c'est au fond accepter de vivre. C'est la seule façon pour l'homme de se réconcilier avec le destin et une occasion de s'élever au-dessus de lui-même et d'être réceptif à son Moi réel. Pouvons-nous vivre intensément sans accepter, pour passer d'une étape à une autre, de mourir à quelqu'un ou à quelque chose? **De passer du connu à l'inconnu?**

Nous éprouvons tous une résistance devant l'inconnu et il est facile de refuser ce que nous ne connaissons pas. Que de fois n'avons-nous pas été tentés de démissionner devant une nouvelle tâche à accomplir? Si nous avons cédé à la peur de l'inconnu, nous ne savons pas ce que nous avons perdu et nous n'avons pas non plus expérimenté la joie du vainqueur.

Mais, quand nous avons osé faire le pas et mettre la clef dans la bonne serrure en franchissant cette porte au-delà de nous-mêmes, n'avons-nous pas ressenti une très grande satisfaction? Cette attitude de dépassement n'a-t-elle pas donné un sens à notre vie? Et cette attitude, en face de l'acte important de la vie qu'est le "*mourir*", ne donne-t-elle pas un sens à notre vie en autant bien sûr, que la vie a eu un sens pour nous? Mais, me direz-vous, je veux bien y donner un sens à ce "*mourir*"! Mais, j'en ai peur!

Qu'est-ce que la peur?

La peur c'est la sensation du vide en tant que tel ainsi que la perception de notre vide intérieur, de notre solitude, de notre pauvreté et de l'impossibilité où nous sommes d'y porter remède.

Trois points sont étroitement liés à la peur: la sensibilité, la dépendance et la peur elle-même.

Pourquoi ce vide?

Le vide naît toujours de la comparaison. En nous comparant à d'autres, nous entretenons des idées négatives sur nous-mêmes et nous nous minimisons. Nous affirmons par exemple: *"Je suis sans talent"*; *"Tout ce que je fais laisse à désirer"*; *"Je ne suis pas aussi épanoui que mon compagnon de travail"*, etc. Vivre sans comparaison, cela veut dire ne pas dépendre, ne pas exiger. Par conséquent, cela veut dire *"aimer"*. L'amour ne compare pas, l'amour ne craint pas, l'amour libère. Cette liberté est détachement. Elle suit le mouvement de l'eau dans la rivière, elle ne bute à aucun rocher. Mais vivre en état de connaissance en ce qui concerne ce vide intérieur, et vivre avec lui en l'acceptant totalement, c'est encore de l'amour et c'est découvrir une extraordinaire tranquillité.

Comment aller au delà de ce vide, de cette solitude?

Il faut regarder en face, *"vivre avec"*.

Nous avons peur du vide, peur de la solitude, peur des personnes et des choses, peur de nous découvrir tels que nous sommes. Cette peur est une souffrance qui naît du désir de se protéger. Elle existe toujours par rapport au connu et à l'inconnu. Elle alimente notre conflit intérieur. Elle est la non-acceptation de ce qui est.

Si nous faisions confiance à la vie et si nous étions assurés d'avance que, quoi qu'il arrive, nous pourrions toujours en retirer le meilleur, nous n'aurions pas peur de la vie.

Quand nous rencontrons la peur sur notre chemin, restons avec elle, ne la combattons pas. Car, plus nous la combattons, plus elle prend de la force. Soyons convaincus que chaque échec est un pas vers le succès total et qu'il n'a, pour seule mission, que de nous faire avancer.

La vie nous apprend au fil des jours, à travers toutes nos expériences, qu'il n'y a personne à changer si ce n'est nous-mêmes, et que la vie, l'amour et la mort n'ont de sens que s'ils sont offerts.

Toutes les manifestations de colère, d'emportement, d'irritation, ne sont que des marques de la profonde insécurité qui règne au coeur des hommes. Pour celui qui n'est pas maître de ses émotions, il est difficile de comprendre les secrets de la vie et toute sa densité. Dans ces profondeurs de notre être, notre âme se mêle aux âmes d'autres hommes; nous rayonnons des influences et nous en recevons. Notre influence est d'autant plus grande que nous sommes intérieurement calmes et paisibles.

Il existe une courbe de la vie qui manifeste que nous passons par différents états:

a) Nous passons d'une **passivité première** à une **activité** de plus en plus grande à mesure que nous avançons dans la vie. Au début de notre vie extra-utérine, nous sommes des êtres dépendants et nous n'avons pas la possibilité d'être très entreprenants sinon pour répondre simplement à nos besoins primaires, et encore faut-il qu'on nous facilite la tâche.

b) Nous passons d'une **nudité première** à une **richesse** de plus en plus élargie. Il nous faut tout apprendre. Ces nombreux apprentissages nous forment et nous enrichissent d'expériences précieuses pour notre réalisation personnelle.

c) Nous passons d'une **solitude première** à une **communion** plus approfondie et plus universelle. Nous avons vécu notre première relation avec notre mère pour, petit à petit, agrandir notre cercle et pouvoir atteindre, avec les années, une possibilité de communication quasi infinie. N'avons-nous pas pris conscience, à mesure que nous avançons, que l'accomplissement de notre vie tient à la capacité de communiquer de plus en plus profondément avec le plus d'hommes possible?

Approfondir les liens et les élargir, n'est-ce pas le mouvement même de la vie? Tout ce qui contrarie ce mouvement, ne serait-ce pas déjà une mort? Un travail, par exemple, qui nous emprisonne et nous empêche d'être créatifs, une relation envahissante avec un conjoint trop possessif, un malade qui ne peut exprimer son agressivité par peur d'être délaissé par le personnel ou ses proches, etc...

Si l'apprentissage de la vie doit se faire dans une réciprocité, c'est-à-dire que nous devons apprendre à recevoir et à donner pour vivre avec intensité, pourrons-nous alors considérer que la mort est la servante de la vie?

L'homme ne bascule pas dans le néant.

"L'instant mortel" n'est-il pas une symbiose de vie et de mort?

Le vivant connaît-il vraiment le "mourir"?

La vie ne parle-t-elle pas que de la vie?

La vie se compose, se défait et se recompose à l'infini. Notre façon d'envisager la mort ressemble étrangement à notre façon d'envisager la vie. Quand nous sommes confrontés à l'échec de la durée, nous sommes en même temps confrontés à notre échec personnel: celui de notre propre *"mourir"*. Cet échec et cette peur d'affronter notre *"mourir"* ne coïncident-ils pas avec l'idée mythique que nous nous sommes fait de la mort et avec la crise culturelle contemporaine qui affecte l'Occident et l'ensemble des sociétés industrialisées? Si nous n'avons pas accepté notre vie comme un temps de croissance continue, si nous avons vécu en considérant l'âge adulte de l'homme productif comme le point culminant de la courbe de la vie et regardé l'approche de la vieillesse et de la mort comme la chute de la courbe, il est bien évident que nous aurons une vieillesse et une mort sans signification.

Le parcours accompli nous conduit à l'une des plus brèves paraboles de Jésus: "*Si le grain de froment ne meurt après être tombé en terre, il demeure seul; mais s'il meurt, il porte beaucoup de fruits.*" C'est une totale mutation. Un grain semé ne sera jamais retrouvé mais, à l'endroit où il a été déposé, on découvrira dans l'épi 30, 50, 100 grains. Cette parabole lève le voile sur le rapport entre la vie et la mort.

La mort fait donc partie de la vie comme la naissance qui est la première mutation profonde de l'homme. La revue de la vie cause souvent de la culpabilité et même la dépression par le sentiment d'un manque d'accomplissement de soi. Mais pour plusieurs, elle permet le développement d'un sens de liberté et de sérénité.

La qualité de relation avec soi-même et avec l'entourage ne s'invente pas subitement. Elle ne peut exister que dans la continuité de croissance intérieure de l'individu, qui se fait à travers les événements courants de la vie.

CHAPITRE DEUXIÈME

Notre attitude en face des événements courants de la vie

Il nous est presqu'impossible, lorsque nous sommes en bonne santé, de nous identifier à la souffrance d'une longue maladie, au deuil et à la mort. Ces événements arrivent toujours aux autres. Nous savons bien que tout cela existe mais nous ne le croyons pas. Nous avons pleinement confiance en notre corps, en sa force et en sa longévité. Nous ignorons que la vie peut prendre toutes les formes, y compris celle de la maladie.

Après avoir vécu de longues années de maladie, jusqu'à l'immobilité absolue, Pierre Fresnay nous livrait le message suivant:

> *"Vivre ce n'est pas attendre mais faire rendre le maximum à l'heure présente. Que mon âme vive malgré le délabrement de mon corps. Cette vie véritable est celle qui nous aide à nous spiritualiser, nous, les seuls êtres spirituels de la création. Nous avons tous un rôle à remplir en ce monde et quel que soit ce rôle, il tire sa sève de profondes convic-*

> *tions intérieures. Pas plus que la vie, la mort n'apporte rien de spirituel à qui ne sait en user. Accomplir notre destinée humaine, c'est intensifier et porter au plus haut point de perfection ce qui fait notre caractéristique d'homme."*

À chaque instant de notre vie, nous expérimentons, sous différentes formes, cet acte de *"mourir"*. Nous avons à nous détacher. Tous ces changements que nous avons à vivre nous amènent à des dépouillements tant du côté de la famille que des amis: avoir à modifier une relation, être arraché à un milieu, renoncer à ce pourquoi nous sommes faits... Tous ces événements imprévisibles peuvent nous écraser ou tirer de nous-mêmes un être nouveau.

Tout dépend donc de l'attitude que nous aurons en face de cette situation qui se présente à nous.

Chaque événement a un message à nous apporter. Si nous l'accueillons positivement, nous accueillons aussi cette force créatrice qui est au sein de tout événement. Si nous réagissons négativement, nous risquons de passer à côté du message. Nous refusons en quelque sorte, comme l'exprimait si bien Teilhard de Chardin, *"d'être plus"*.

Il n'y a donc pas d'événements heureux ou malheureux. Il y a que nous avons des yeux pour voir et que nous ne voyons pas. Nous sommes d'accord avec vous pour dire que "recevoir un coup de pied dans le derrière", ça peut faire mal, mais ce qui importe le plus, n'est-ce pas l'élan qu'il nous a donné? S'il nous a fait avancer et s'il nous a projeté juste à l'endroit où nous nous devions d'atterrir, c'est excellent.

Cet événement nous a donné la chance de devenir plus conscient. Et plus nous devenons conscient, plus notre vie s'intensifie. Croyant avoir perdu, nous avons alors été gagnant.

Si, dans chaque événement difficile qui se présente, nous essayons d'y découvrir le message positif qu'il a à nous apporter, nous acquerrons une densité d'existence qui nous donnera un surplus d'énergie et un rayonnement extraordinaire.

Le face à face avec la mort commence donc dès que nous devenons conscients et nous pouvons constater qu'elle est présente à toute vie dans la construction de l'oeuvre à accomplir. La vie porte déjà en elle la mort comme un fruit qui mûrit.

Dans le *"Jardinier d'amour"*, Tagore nous offre les vers suivants:

Pourquoi la lampe s'est-elle éteinte?
Je l'entourais de mon manteau pour la mettre à l'abri du vent.
C'est pour cela que la lampe s'est éteinte.

Pourquoi la fleur s'est-elle fanée?
Je la pressais contre mon coeur avec inquiétude et amour.
Voilà pourquoi la fleur s'est fanée.

Pourquoi la corde de la harpe s'est-elle cassée?
J'essayais de donner une note trop haute pour son clavier.
Voilà pourquoi la corde de la harpe s'est cassée.

Le corps est, pour chacun de nous, la façon d'habiter le monde, *"d'être présent"* à soi-même et à autrui et de communiquer: *"être là"*, *"être avec*, *"être auprès de"*. Même si ce corps joue un rôle irremplaçable, son absence n'est pas nécessairement une rupture de toute communication. La proximité authentique réclame parfois l'absence du regard. Pour rejoindre la personne que nous aimons, dans une présence intérieure, il semble qu'il faille souvent dépasser le corps.

Cette phrase de Jésus quittant corporellement ses disciples a une portée universelle: *"Il vaut mieux pour vous que je m'en aille"*.

N'est-ce pas naturel d'agir toujours comme si ce mouvement de la vie allait se perpétuer? Nous créons des liens et nous voulons qu'ils durent. Nous acquérons une maîtrise de nous-mêmes, des connaissances et nous voulons qu'elles servent. Nous devenons de plus en plus responsables et de plus en plus actifs. Quelle motivation aurions-nous si nous avions l'impression que tout se termine et que tout ce que nous avons entrepris va vers le néant? Chacune de nos démarches implique la foi dans un achèvement, un accomplissement. Mais elles impliquent aussi pour nous et pour ceux que nous aimons, un continuel détachement. Si le voeu implicite de l'amour est de dire: *"Toi, tu ne mourras pas!"*, nous ne pouvons nous accrocher ni aux personnes, ni aux situations, ni aux choses. L'expérience nous l'a souvent appris, n'est-ce pas?

Si nous avons cherché toute notre vie, dans une relation envahissante et crispée, à éviter le manque de la présence corporelle de l'être aimé, comment vivrons-nous notre *"mourir"*? Nous le vivrons, sans nul doute, comme un naufrage. Cette présence corporelle nous sera arrachée des mains et l'absence surviendra toute entière. Au lieu de sortir la tête du fleuve pour voir dans quel sens il coule, nous nous immergerons en lui sans le savoir, sans le décider.

Le *"mourir"*, pour un être humain, doit être un choix de l'intérieur comme pour chaque événement de la vie. Nous avons toujours deux alternatives en face de la vie: celle de **choisir** ou de **subir.** Le choix suppose une connaissance et une compréhension qui nous conduisent à l'acceptation. Le *"subir"* nous demande un effort épuisant et il est marqué par la non-acceptation de l'événement. Simone Weil, professeur de philosophie en France, décédée dans la quarantaine, exprimait ceci: *"La volonté pure est sans effort; tout ce qui est effort est subi"*.

Quand nous sommes vraiment motivés pour quelque chose, comptons-nous les démarches à faire pour sa réalisation? Quel que soit le travail à faire, tout devient léger parce que nous l'avons choisi. Mais, si on nous impose quelque chose que nous ne pouvons refuser, comment vivons-nous cette situation? Quelle énergie n'avons-nous pas à déployer? C'est quelquefois un boulet pesant au pied qui ralentit notre marche.

Qu'est ce qui rend le "*mourir*" si difficile?

Cette situation que nous avons à vivre nous vient souvent de l'extérieur sans que nous l'ayons mûrie à l'intérieur. Cette mort n'est pas la fin qui nous est due, elle nous prend par surprise. Elle est prématurée. C'est ce qui lui donne son caractère angoissant. C'est souvent le cas pour l'homme en pleine activité qui commence à ressentir certains malaises et qui, devant la fin imminente, refuse l'évidence. Ce fut le cas pour mon beau-frère. N'ayant jamais été malade, il croit à un malaise passager. La douleur se faisant persistante, il décide de consulter un médecin. Ce dernier l'hospitalise et, après quelques examens, annonce le diagnostic: un cancer généralisé. Après avoir lutté pendant quatre mois contre cette terrible maladie, il doit accepter de dire adieu à cette planète à l'âge de 43 ans. Combien d'exemples comme celui-ci pourrions-nous citer?

Cette mort est comme un assaut de l'extérieur, un cancer qui se développe en nous, malgré nous. Bien peu de gens meurent au moment précis où ils auraient choisi de mourir.

Pour être un mûrissement de l'intérieur, la mort doit être associée à un achèvement, à un accomplissement. Quel que soit l'âge, la mort peut être une victoire sur la vie, une continuité de vie.

Il ne dépend que de nous que la mort soit la fin de la mort, une mise à mort de la mort.

Ne mourrons-nous pas toute notre vie? Nous prenons toujours congé de quelqu'un. Nous partons sans cesse. Ces morts partielles, survenant tout au long de notre existence, nous aident à consentir à laisser échapper notre dernier soupir et celui des êtres aimés. Anne Philippe écrit, dans "*Le temps d'un soupir*", à l'occasion de la perte de son mari:

"Tu fus mon plus beau lien avec la vie. Tu es devenu ma connaissance de la mort. Quand elle viendra, je n'aurai pas l'impression de te rejoindre, mais celle de suivre une route familière déjà connue de toi".

Dans la mesure où nous aurons appris à accepter ces morts partielles dans notre vie de tous les jours, il nous sera plus facile d'accepter le départ de ceux qui nous sont chers et de vivre notre propre "*mourir*" comme une autre étape de croissance de la vie.

Nous aurons une mort qui nous ressemblera.

Nous l'aurons mise au monde à partir de notre vie, comme un fruit qui aura mûri en nous. Elle sera le noeud de tous les fils que nous aurons tissés.

Elle sera "*notre mort*".

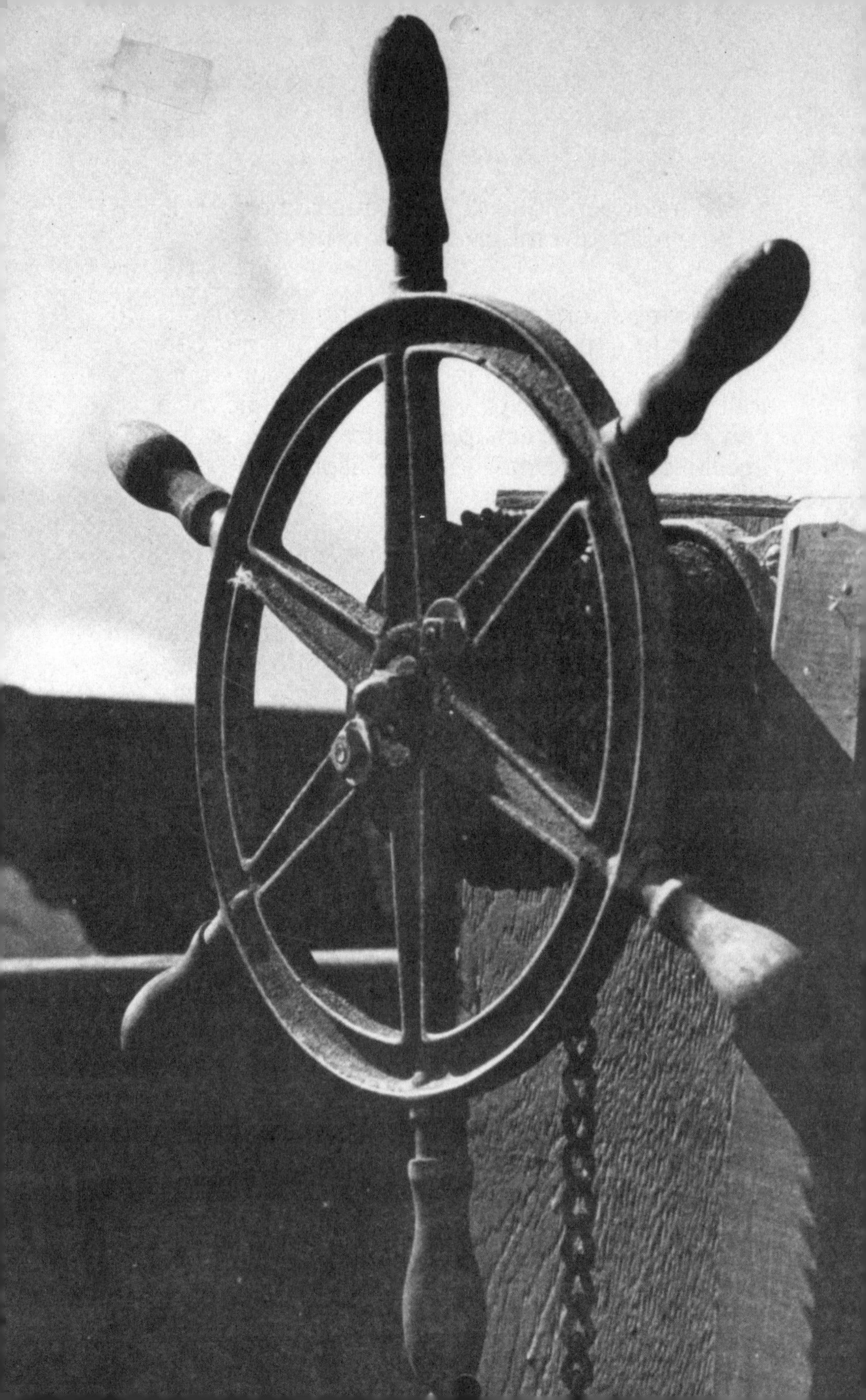

Quand je lâcherai le gouvernail, je connaîtrai que le temps est venu que tu le prennes. Ce qu'il y aura à faire, aussitôt sera fait. Vaine est ma peine.

Tagore

CHAPITRE TROISIÈME

La perception que nous avons de notre mourir et du mourir de l'autre

L'image que nous nous faisons de notre "*mourir*" est une image que nous n'aimons pas regarder en face, pour la plupart, parce que nous ne l'acceptons pas. Nous avons tendance à la subir et non à la choisir.

Mourir est un acte que l'on pose. Pour expliquer cet acte, les personnes religieuses se tourneront vers les lumières de leur foi. S'ils sont chrétiens, c'est le Christ ressuscité qui sera leur référence. S'ils sont bouddhistes, ce sera Bouddha, ainsi de suite pour chaque croyance. Quel que soit le système de références, ce sera toujours un système de références emprunté à la vie.

La mort s'impose donc à nous; elle dispose de nous. La combattre a toujours eu ses limites. Un jour, nous devons apprendre à la regarder en face.

Mais pourquoi parler de la mort si elle n'existe pas?

Ceux qui ont fait l'expérience d'une certaine mort clinique et en sont revenus ont la certitude que la mort n'existe pas. Ils la définissent comme un changement de niveau de conscience, une nouvelle dimension de la réalité. Ce serait un peu comme passer d'une classe inférieure à une classe supérieure dans le système scolaire. Une personne qui venait d'avoir un arrêt cardiaque raconte ce qu'elle a vécu:

> *"Lorsque j'étais insconsciente, je me suis retrouvée au plafond de l'appartement, visualisant mon corps sur le plan-*

> *cher et les personnes qui tentaient de me réanimer. Je suis devenue très légère et j'entendais tout ce qu'on disait dans l'appartement. J'ai voyagé très longtemps comme dans un tunnel et j'ai senti une présence me pénétrer. J'avais l'impression de voir une lumière très brillante juste avant de me retrouver à nouveau dans mon corps".*

Plusieurs témoignages semblables viennent confirmer que la mort semble être un intervalle pratiquement inexistant qui sépare l'ombre de la lumière. Un mur qu'il faut franchir avant de savoir ce qu'il y a derrière. Mais, malgré tous ces témoignagnes qui nous viennent de toutes parts, la mort continue à nous préoccuper gravement.

Pourquoi la mort de l'autre nous préoccupe-t-elle tant?

La mort de l'autre nous dérange parce qu'elle remet en question ce que nous vivons dans l'immédiat: amours, liens, travail, efficacité et valeur de notre oeuvre, unité personnelle, stabilité de nos acquisitions, équilibre physique et mental, etc. Ce sentier sécurisant dans lequel nous nous sommes engagés, où nous avons construit, élaboré, aimé, est ébranlé en face de la mort de l'autre. Elle nous ramène à cette **unique certitude** qu'un jour, ce sera notre tour.

Si nous acceptons froidement de regarder la mort de l'autre en face, nous sommes forcés, par le fait même, d'accepter notre propre mort et "*ça nous donne la trouille*", une certaine peur, difficilement contrôlable au premier abord. Nous en sommes saisis.

Comment cette peur se traduit-elle?

Elle se traduit par une sorte de "*vertige*", une sensation que nous avons peut-être souvent expérimentée dans les grands changements de notre vie où il nous a fallu faire un saut dans le vide. Ce geste ne nous laissait aucune certitude de ce que nous allions trouver, mais nous avions la conviction profonde que c'était le pas à faire. S'il nous a fallu changer la trame de notre vie, quel "*vertige*" n'avons-nous pas ressenti alors? Cette angoisse signifiait que nous étions en face de quelque chose que nous ne pouvions changer. Nous n'avions pas la main haute sur cet événement, mais nous avions l'intuition profonde d'avancer.

Le caractère angoissant de la mort s'apparente à tous les grands changements de notre vie et l'incertitude que nous ressentons est due à son ambiguïté. Cette incertitude ne dégénèrera pas en détresse si l'homme a la possibilité, en raison de son cheminement intérieur, de donner une interprétation positive et fondée de sa mort, c'est-à-dire s'il voit dans cet acte, comme dans tous les actes de sa vie, une façon de s'accomplir. Celui qui est incapable d'avoir cette interprétation positive de sa mort vivra un désespoir.

Il s'apercevra, en se noyant, que le radeau sur lequel il s'appuyait s'enfonce avec lui.

"L'homme n'a pas su que cette mort, à qui il a adressé tant de cris et de priè-

res, n'était autre que sa propre image et qu'en croyant la regarder, il se fixait lui-même''.

E. Morin

La majorité des gens s'inquiètent davantage du processus de la mort que de la mort elle-même et de l'après-vie. Nous avons peur de la souffrance et surtout de nous retrouver seuls. Une malade en phase terminale disait à un journaliste:

''Dites aux gens que vous aimez qu'il n'y a rien à craindre. Mon seul regret est de mourir à l'hôpital. Le moment venu, j'essayerai de m'imaginer comme une petite fille nue au milieu d'un champ de blé, les yeux levés vers le ciel. Je me sentirai retourner à la terre''.

Comment pouvons-nous éviter ce caractère dramatique de la mort?

Si nous avons basé toute notre existence sur la recherche de l'argent, la possession de nombreux biens ou de la réussite d'une tâche quelconque, il sera assez normal, lorsque nous verrons tout disparaître, tout nous échapper, que nous soyons très crispés car, si nous nous sommes identifiés à nos possessions, nous disparaîtrons avec elles.

Mais, si nous avons su profiter de tout ce qui s'offrait à nous avec une attitude de détachement, considérant que tout nous est prêté et qu'il ne faut pas s'y accrocher, la mort n'aura rien de dramatique. Nous l'avons préparée durant toute notre vie.

Les détours et les révoltes sont parfois très utiles. Il suffit de savoir les utiliser.

Il ne faut pas avoir peur de nos réactions.

Herman Teifel a rassemblé des documents intéressants sur l'attitude des individus face à la mort. Il distingue deux catégories d'attitudes: **religieuses** et **naturalistes.**

Selon les résultats de ses recherches, **l'individu religieux,** qui croit à l'après-vie, est beaucoup plus serein en face de la mort car il l'envisage comme la possibilité de pénétrer dans un monde meilleur.

Par contre, celui qui a une vision plus naturaliste, qui ne croit pas et n'attend que le néant après la mort, n'a aucune espérance et traverse souvent des moments d'angoisse et de dépression très grands.

La mort ne peut être intériorisée dans la perspective de vie d'un homme que si elle est associée à son "*plus être*", à son accomplissement. Sans cette perspective, elle n'a aucun sens.

Auparavant, l'homme organisait sa mort quand il en voyait l'approche. Il se retirait à la maison et invitait ses proches à le visiter et à vivre avec lui "*son mourir*". Il s'éteignait parmi les siens, dans un entourage familier.

La mort avait une interprétation positive parce qu'elle était acceptée.

La peur de la mort est humaine même si l'on veut la nier parfois. À mesure que nous approchons de la fin inévitable, nous nous trouvons dans une obscurité impénétrable. Nous pouvons avoir l'impression qu'elle pèse sur nous comme une menace et que toute notre existence est remise en cause. Des questions surgissent dans notre esprit:
- Avons-nous pris la bonne direction?
- Avons-nous réalisé le pourquoi de notre venue ici-bas?, etc.

Si nous prenons conscience **que la réalité de la mort est la réalisation du sens de la vie,** nous la vivrons pleinement dans une continuité de vie.

La mort de l'autre a beaucoup à nous apprendre sur nous-mêmes. Tant et aussi longtemps que la mort de l'autre nous fait peur, elle nous fait nous interroger sur notre vie. Si nous avons appris à regarder la vie en face et à surmonter nos difficultés à mesure qu'elles se présentent au lieu de les fuir, nous saurons regarder la mort de l'autre en face et lui être d'un secours efficace.

Assumer la mort, la garder présente au cours de sa vie, l'inscrire comme notre plus imminente possibilité, c'est transférer son pouvoir stimulant sur la vie, c'est se l'approprier comme une gerbe de fleurs que l'on est heureux d'offrir à l'être aimé.

CHAPITRE QUATRIÈME

Nos appréhensions face à la mort

La mort n'est-elle pas encore aujourd'hui un sujet tabou?

Un sujet qu'il faut taire?

Un sujet dérangeant?

Un sujet bouleversant?

Lorsque nous nous questionnons sur nos appréhensions face à la mort, nous découvrons qu'elles se réfèrent à cette force de destruction physique à laquelle nous ne pouvons échapper, à cette reprise de la réalité biologique.

Le corps se "*chosifie*" en raison de la perte de l'individualité. Nous craignons aussi cette solitude face à l'inconnu, cet endroit où l'on s'aventure seul sans être accompagné de ses proches. La douleur nous fait peur ainsi que la longueur de la maladie en raison, souvent, de l'incommodité qu'elle peut causer à la famille. D'autres sentiments peuvent venir s'ajouter à cela:

L'insatisfaction d'une vie mal remplie, mais il est trop tard pour la refaire.

La culpabilité: nous nous pardonnons difficilement d'avoir agi de telle ou telle manière.

L'insécurité: nous avons besoin d'être entouré des proches et l'abandon, à ces moments difficiles, est toujours à craindre. La lassitude d'une longue maladie peut apporter des modifications dans le comportement des personnes chères.

Quelles que soient nos craintes face à cette étape de notre vie, elles sont étroitement liées à nos appréhensions face à la vie tout court. Si nous avons été cette personne dépendante qui a toujours laissé à son entourage le soin de prendre ses décisions et si nous avons laissé aux autres le poids de nos responsabilités, nous concevrons la mort comme une agression, comme quelque chose d'inacceptable contre laquelle nous ne pouvons nous défendre. Si, au contraire, nous avons vécu en personne autonome, si nous avons toujours pris notre vie en main et lui avons donné un sens, nous serons capables de faire face au stress et à la souffrance.

Ne pouvons-nous pas nous épanouir, même confrontés à des situations difficiles auxquelles nous ne pouvons rien changer?

Le Dr Frankl, qui vécut l'internement au camp de concentration d'Auschwitz a acquis la profonde conviction que la souffrance peut avoir un sens et que cela peut être vécu jusqu'à notre dernier souffle:

> "*Il ne faut pas oublier,* dit-il, *la somme de créativité, d'amour, de richesses que représente la vie qui s'achève. Si, dans la vie, il y a équation entre succès, argent, réussite, dans le monde de la souffrance, il ne s'agit plus de succès versus échecs. L'ordre des valeurs est changé et il faut alors vraiment aller au sens essentiel de la vie humaine. C'est cela qui rend capable de faire face aux souffrances et à la mort*".

Ayant foi en l'au-delà et une confiance inébranlable en son Créateur, la personne laisse sans regret cette terre où elle a oeuvré et accepte plus facilement son départ. Les appréhensions du début de la maladie font place à une grande sérénité, au calme et à la joie: le bonheur d'être arrivé au bout de sa route et de laisser cueillir ce fruit mûri qu'est sa vie.

Pourquoi redouter cet acte de "mourir"?

Ne pourrait-il pas se vivre comme l'événement de croissance le plus profond de notre vie? Un événement qui nous permet de croître et de nous réaliser pleinement? Si nous arrivons à réaliser que notre mort nous appartient, qu'elle fait partie de nous, que nous la bâtissons à partir de notre vie, il n'y aura pas de panique pour nous, le moment venu.

Les bâtisseurs de pyramides, qui furent les initiateurs de Pythagore et de Moïse, se représentaient la mort comme un voyage vers la connaissance, la pureté, l'ordre divin, l'intimité divine. Ils s'acheminaient vers cette étape avec beaucoup de joie et un grand recueillement. La joie et la paix devant la mort témoignent de ce que nous croyons. À l'intérieur de la conscience humaine s'élève une revendication de victoire que rien ne peut détruire et décourager. La conscience de notre immortalité n'est-elle pas plus forte que tout? Ce vouloir vivre n'est-il pas inné en nous? Pouvons-nous imaginer un seul instant que nous avons vu le jour à la seule fin de mourir un jour?

"L'homme est un troisième infini. Il possède une densité cosmique qui lui permet de résister au vertige. L'identité de l'homme dans la nature n'est assurée qu'à condition que l'homme ne soit pas résorbé par l'univers dans la mort".

Teilhard de Chardin.

Il est peut-être facile, me direz-vous, de ne pas avoir d'appréhension de la mort quand on se sent encore loin de cette éventualité. Le témoignage de Mariette, 23 ans, est de nature à nous provoquer sur notre façon d'envisager la mort. J'ai eu la chance de connaître Mariette et de suivre l'évolution de sa maladie pendant une année. Elle a consenti à écrire ses impressions et me les remettre afin d'en faire profiter les autres. Elle nous livre son message:

> *J'ai appris, le 10 avril, à la suite d'une biopsie du sein, que j'avais un cancer avec métastases auxiliaires. Le médecin me proposait de m'opérer. Ma première réaction, instantanée, fut de refuser l'opération. "J'aime mieux vivre intensément une année que cinq années sur un lit d'hôpital".*

Après quelques jours, elle écrit ce qui suit:

> *Je vois la vie courte devant moi; j'ai l'impression que je mourrai bientôt. J'ai le goût de vivre tellement fort! J'ai l'impression d'avoir vécu pleinement depuis quelques années. Comme il est important d'être à l'écoute de soi! Il faut être des enfants spontanés et ouverts: quand un regard vous croise, laissez-le vous pénétrer. Dites aux gens, autour de vous, que vous les aimez; enlevez vos barrières; laissez tomber vos préjugés. Tout est si merveilleux quand on s'ouvre aux gens.*
>
> *Je me sens pleine de vie; pourtant je suis consciente que la mort n'est pas loin. Je sais que je meurs pour renaître. Je sens en moi une grande lucidité. J'ai l'impression que dans peu de temps, j'aurai tout dit, tout communiqué de ma chaleur. À ce moment, il sera temps de passer à autre chose, à un autre niveau de communication. Je perçois la mort comme une vie. Mourir, c'est*

> *beau quand on a vécu intensément. Je suis chanceuse, car il y en a qui meurent vite et sans s'en rendre compte. Je me sens transparente. Comme il est important de vivre intensément chaque moment qui passe; demain ce n'est pas important. C'est maintenant que ça se passe. Toutes les minutes sont importantes. J'ai vécu pleinement sans savoir que je mourrais si tôt. Qui sait quand il va mourir d'un accident ou d'un cancer? Même si j'ai vécu pleinement à venir jusqu'à présent, je sens le besoin de me rapprocher des gens, de les toucher, de les caresser, de leur dire mon amour. Je pense que dans quelques jours je serai impuissante à vous révéler ce qui se passe en moi. Dans quelque temps, je ne pourrai plus communiquer avec vous tous; il faudra alors que je trouve un autre moyen de communication. Je chemine vers un bel idéal.*

Mourir fait partie de la vie. Et de même que nous ne vivons pas tout seuls, nous ne mourrons pas tout seuls. Mais, une chose est certaine: c'est que plus nous avons aimé la vie, plus grande est la résistance en face de la mort. Même si nous l'acceptons, elle reste quand même une coupure définitive avec l'entourage immédiat. Elle n'épargne personne, ni les plantes, ni les animaux.

C'est grâce à l'idée de la mort que les hommes de la Renaissance ont appris le détachement. Ils ont élaboré une notion de dignité personnelle et celle d'une relation désintéressée avec le prochain. Nos expériences, quel que soit leur caractère, le plaisir, la douleur, la gloire, émergent dans un instant qui passe. La temporalité est inséparable de la vie. Continuellement dans notre présent, nous nous rapprochons de la fin. Notre vécu ne tombe pas dans le vide; qu'il ait été heureux ou malheureux, il n'en conditionne pas moins ce que nous sommes à présent. Les personnes qui vivent avec une pensée familière de la mort sont sereines en face de ce phénomène. Les enfants apprennent à ne pas avoir peur de la vie quand ils rencontrent des personnes d'âge mûr sans appréhensions en face de leur mort.

Ce merveilleux passage de l'Ecclésiaste prend ici toute sa signification:

> *Chaque chose vient à son heure.*
> *Il y a un temps fixé pour toute chose sous le ciel.*
> *Le temps de naître et le temps de mourir.*
> *Le temps de planter et le temps d'arracher.*
> *Le temps de tuer et le temps de guérir.*
> *Le temps de pleurer et le temps de rire.*
> *Le temps de se lamenter et le temps de chanter.*
> *Le temps de jeter des pierres et le temps de les ramasser.*
> *Le temps des étreintes et le temps de l'abstinence.*
> *Le temps de trouver et le temps de perdre.*
> *Le temps d'abandonner et le temps de garder.*

Le temps de déchirer et le temps de coudre.
Le temps de la parole et le temps du silence.
Le temps de l'amour et le temps de la haine.
Le temps de la guerre et le temps de la paix.
Mais de ce qui fait l'homme lui-même, de la peine qu'il se donne, quel avantage lui reste-t-il?
- Chapitre III, Versets I à 8

Il y a des hommes dont la qualité d'homme est en croissance continue jusque dans les inconvénients les plus éprouvants de la vie. Ceux qui ont compris **le sens de la souffrance** et tout l'enrichissement spirituel qu'elle pouvait leur apporter, sont prêts à toute éventualité. La vie les a forgés. Ce sont des âmes que les épreuves ont fortifiées et qui possèdent une puissance de rayonnement extraordinaire. Leur départ continue d'éclairer la route de ceux qui viennent après eux. Ces êtres merveilleux ont vécu pleinement chaque étape de leur vie et, de la même façon, vivront cette dernière étape de croissance.

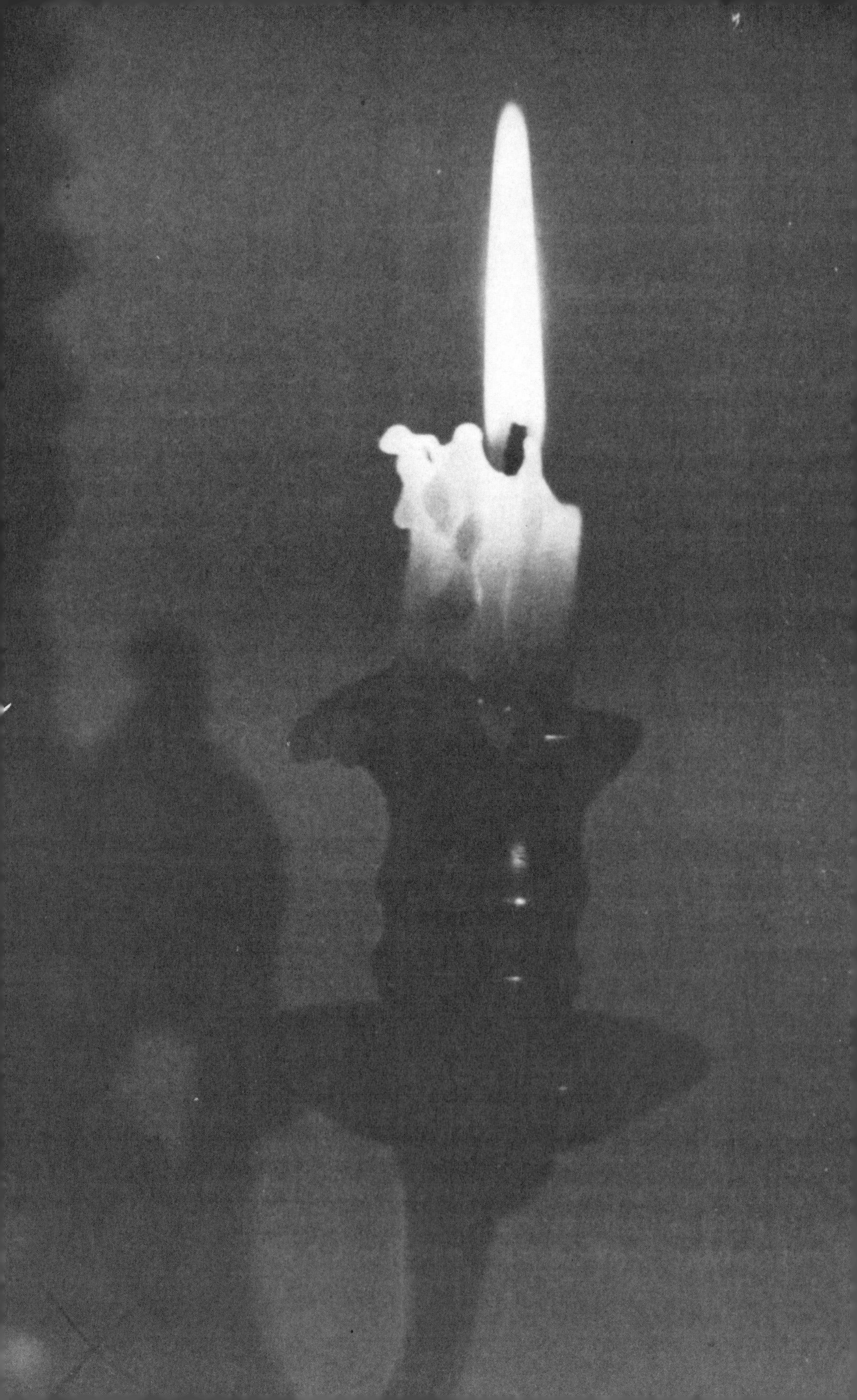

Cette chandelle, allumée à ma naissance, brûle doucement à mesure que j'avance, pour achever de se consumer quand le jour arrivera de dire adieu à la terre.

Isabelle Delisle Lapierre

CHAPITRE CINQUIÈME

Les différentes étapes que peut franchir la personne qui sait qu'elle mourra sous peu

Plusieurs auteurs ont essayé de démystifier la mort et d'opérer des changements dans les mentalités. Elizabeth Kübler Ross est l'un de ces auteurs. Elle divise en six les différentes étapes que la personne en phase terminale peut être appelée à traverser: le choc, le refus, la colère, le marchandage, la dépression, l'acceptation.

Le choc

La personne qui sent un malaise quelconque et qui a toujours joui d'une assez bonne santé se décidera difficilement à aller consulter un médecin de peur qu'il lui trouve une maladie; elle attendra que le malaise disparaisse. La douleur se faisant persistante, elle devra prendre un rendez-vous chez le médecin. Après quelques examens, elle est informée de son diagnostic et si celui-ci est fatal elle réagit d'abord par une attitude de surprise qui peut aller jusqu'à la panique, parce que cet événement est inattendu. Mais, cette attitude ne dure pas longtemps. Elle passe rapidement à la phase suivante.

Le refus

La négation d'un tel diagnostic est un mécanisme normal qui se retrouve dans n'importe quel événement qui nous bouleverse. Le malade ne peut que nier ce qui lui arrive en ces termes: *"Pourquoi moi?"*, *"Ce n'est pas vrai!"*, *"Le médecin s'est trompé."*, etc. Mais ce bouleversement ne peut qu'être temporaire car, peu à peu, devant l'évidence des faits, il est amené à faire face à la réalité, si dure soit-elle. Cette réalité prendra un sens différent selon qu'il la vivra dans le désespoir ou dans l'abandon. Mais la période qui suivra, avant l'acceptation, peut revêtir l'attitude suivante.

La colère

Peut-on se surprendre d'avoir des mouvements de révolte et de colère devant un événement qui vient changer toutes nos prévisions? Ce n'est pas, affectivement parlant, le plus beau jour de notre vie! Pour celui qui aime vivre et à qui on diagnostique une mort imminente ou pour dans quelques mois, ce n'est pas toujours facile à prendre. Souvent, cette nouvelle provoquera plus d'agressivité chez les proches ou les amis que chez le malade lui-même. Nous crierons à l'injustice et nous nous en prendrons au destin. Cette révolte a besoin d'être exprimée; si elle est refoulée, elle réapparaîtra tôt ou tard. Elle demande de l'empathie et une grande compréhension pour celui qui la reçoit. Il faut être capable de se mettre un peu dans la peau de l'autre. Suite à cette réaction, le malade passera à une autre étape.

Le marchandage

Dans cette étape, l'émotion fait place à la rationalisation et tend à changer la réalité. *"Ça ne se peut pas!"*, *"Le diagnostic est sûrement erroné."*, *"Il arrive qu'ils se trompent, les médecins!"*, *"Je suis trop jeune."*, *"Ça n'a pas de bon sens!"* et quoi encore! Cette étape est vraiment vécue dans la lutte et nous nous accrochons, pour un temps, au miracle qui tarde à venir. Nous sommes prêts à faire des promesses pour la prolongation de notre existence: *"Encore quelques années de plus, mon Dieu, et je ferai ceci ou cela"*. Après avoir épuisé tous les moyens, le malade et la famille sont forcés de regarder la vérité en face. Peut-on fuir éternellement? L'évidence est là dans toute sa brutalité. Il est si difficile de surmonter le choc; les forces sont à bout et l'étape suivante a beau jeu sur le malade.

La dépression

Devant l'impondérable, quelle autre possibilité le malade a-t-il sinon de se réfugier en luimême et de fermer sa porte à tout son environnement? C'est une période douloureuse mais de mûrissement. Les détachements font mal. Il en a vécu de difficiles jusqu'à aujourd'hui et il appréhende ceux qui s'en viennent. Il anticipe même le chagrin soulevé en lui par sa propre mort. Il a besoin alors d'une présence constante et aimante pour sortir de cet état de torpeur et passer à l'étape suivante.

L'acceptation

L'histoire personnelle du malade influencera considérablement son attitude devant la mort. Il est reconnu qu'une foi religieuse, peu importe laquelle, est une aide précieuse pour accepter les événements difficiles de la vie et de la mort. Tous les individus ne passent pas nécessairement par toutes ces étapes, ni toujours dans le même ordre. Nous devons cependant considérer comme un processus normal qu'un malade les vive telles que décrites.

Faisant l'historique des attitudes occidentales devant la mort, l'historien français Philippe Aries a cru discerner aux États-Unis les origines de cet interdit contre la mort qui caractérise l'ère moderne. Il écrivait: *"Les États-Unis sont le premier pays du monde à inscrire dans sa constitution le droit inaliénable au bonheur. Les pays occidentaux ont fait du bonheur un impératif collectif. La mort est donc anti-américaine parce qu'elle est un affront à la vie et au bonheur. Elle menace l'harmonie de notre société de consommation. Car, celui qui meurt rappelle aux autres l'éventualité de leur propre mort et la futilité d'accumulation et d'ascension sociale ininterrompue"*.

Les soins palliatifs n'ont-ils pas été, jusqu'à aujourd'hui, le domaine le plus négligé de la médecine moderne? Ne retrouve-t-on pas encore quelques lacunes présentement?

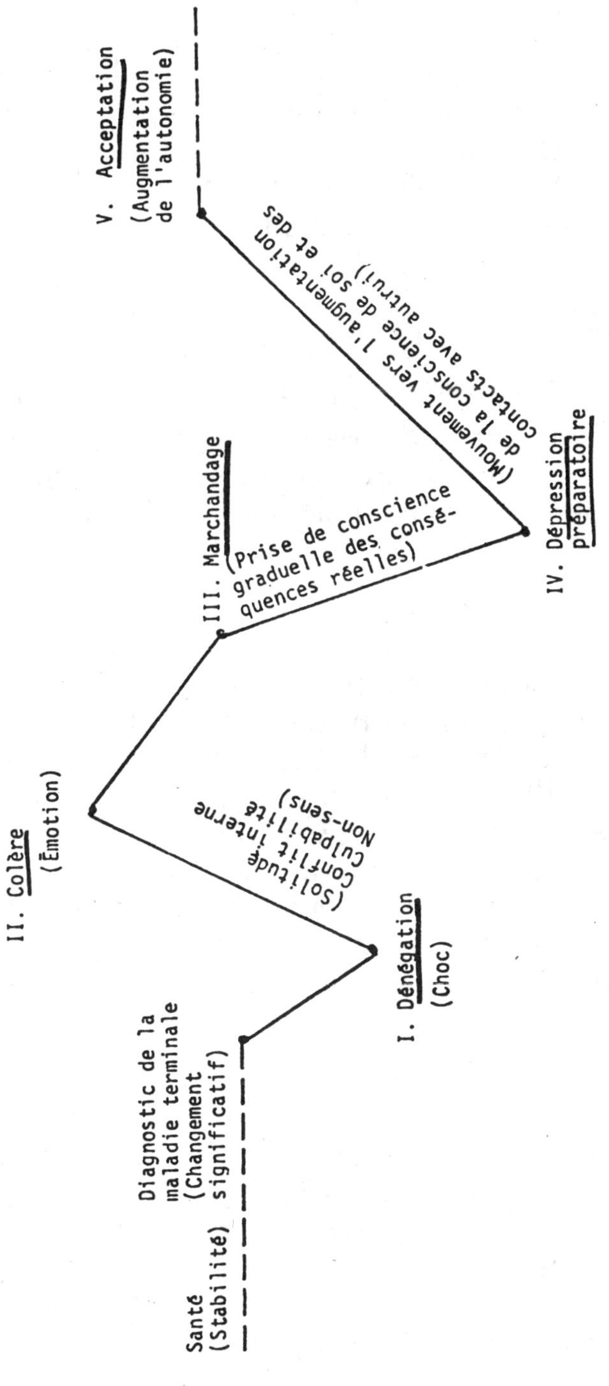
Santé
(Stabilité)
Diagnostic de la maladie terminale
(Changement significatif)
I. Dénégation
(Choc)
(Solitude
Conflit interne
Culpabilité
Non-sens)
II. Colère
(Émotion)
III. Marchandage
(Prise de conscience graduelle des conséquences réelles)
IV. Dépression préparatoire
(Mouvement vers l'augmentation de la conscience de soi et des contacts avec autrui)
V. Acceptation
(Augmentation de l'autonomie)

- Absence de relations humaines
- Exclusion des familles
- Refus de répondre aux questions du malade
- Abus d'examens et de traitements
- Mensonges bienveillants
- Absence d'intérêt
- Etc.

Dans une enquête menée aux États-Unis en 1978, 65% des malades demandent à leur médecin toute la vérité sur leur état et 41% des médecins estiment que leurs malades sont intéressés à la vérité.

Le Dr Wass de l'Université de Floride admet que les américains ont plus peur de la mort que bien d'autres peuples en raison de leur manque de foi. Si nous étudions l'attitude de certains individus en Inde, par exemple, nous constaterons qu'elle est très différente. Après avoir élevé sa famille, l'Hindou se fera mendiant volontaire; il se détachera de tous ses biens pour se préparer, comme il le dit, à son *"grand voyage"*. Au lieu de s'accrocher à la vie, il s'en détache tranquillement.

Un vieux médecin affirmait après quarante années de pratique médicale: *"Je n'ai jamais fait part à mes patients de leur état réel. Tous ont une peur affreuse de la mort; ça se lit dans leurs yeux"*. Ce qu'il ne savait pas, ce vieux médecin, c'est que la peur qu'il lisait dans les yeux de ses malades n'était que le reflet de ses propres angoisses.

Ivan Illich conteste la pratique actuelle de la médecine: *"Le médecin s'est transformé en mage ayant seul le pouvoir de faire des miracles; mais il est souvent pris dans le propre mythe de son omnipotence. Il tient chaque mort pour un échec personnel"*.

La mort n'est-elle pas la clef qui ouvre la porte de la vie?

Tous ces stades successifs, en cette dernière étape de croissance, ne s'appliquent-ils pas également à tous les changements significatifs qui se sont opérés dans notre vie? Pour franchir cette porte vers la mort, il s'agit d'être pleinement conscient de ce que nous vivons et que nous nous engageons à fond dans notre expérience d'une façon autonome. Cette autonomie nous permettra l'appropriation de notre mort. Nous aurons une mort qui nous ressemblera et nous pourrons vivre pleinement cette dernière étape de croissance, à condition que nous trouvions une réponse adéquate à nos besoins.

CHAPITRE SIXIÈME

Les besoins physiologiques, psychologiques, sociologiques et spirituels de la personne qui doit partir

En Amérique du Nord, 80% des gens meurent à l'hôpital. Cette situation, créée par notre société, engendre des problèmes humains que l'influence d'éléments socio-culturels rend très aigus.

Le rôle du personnel soignant et celui de l'entourage contribuent souvent à l'isolement du mourant. Dans certains endroits, tout se passe comme si la mort n'avait pas sa place à l'hôpital. On essaie, par tous les moyens, de faire oublier cette réalité ou, tout au moins, de l'amoindrir. La mort est un sujet dont on ne s'entretient pas. On s'abstient d'en parler. Si les circonstances nous obligent à en parler, c'est avec embarras et maladresse que nous le faisons. Nous essayons soit de dévier la conversation, soit de rassurer le malade allant jusqu'à lui dire: *"Vous irez mieux demain, vous verrez."*, *"Regardez comme il fait beau aujourd'hui!"*, etc.

Nous tentons aussi de cacher la mort aux enfants. Elle est considérée comme une ennemie terrifiante. Cette conception de la mort nous rend donc impuissants pour répondre aux vrais besoins du malade. Ne pouvant faire face à sa maladie et dialoguer avec lui, nous redoublons alors de ferveur pour administrer des tranquillisants.

Que viennent faire ces tranquillisants chez le mourant?

On vous répondra que c'est pour enrayer la douleur. Mais ne réussissons-nous pas plutôt à lui faire perdre conscience de l'approche de la mort et à l'empêcher d'y entrer avec sérénité et confiance en pleine lucidité? Cet évitement provient souvent d'une tentative subconsciente d'effacer la déprimante réalité. Il faut accepter le fait qu'il n'est pas toujours possible de supprimer complètement la souffrance et que, devant une douleur persistante, nous n'avons pas forcément échoué dans la façon de prodiguer nos soins. Une personne parmi mes connaissances m'avouait, avec tristesse: *"Mon mari est mort sans en avoir conscience. On l'a bourré de médicaments. Il a été complètement assommé"*.

Fuir la mort, la combattre, a toujours eu sa limite. Un jour, il faut apprendre à la regarder en face et à l'accepter comme un autre moment de la vie. Si nous étions convaincus que la vie qui s'échappe de nos corps n'est pas diminuée dans son existence cosmique, cette acceptation deviendrait possible. Cette *"étincelle divine"* qui est en nous continue son action de divinisation. Ne sommes-nous pas des êtres en perpétuelle évolution?

L'humanisation des soins aux mourants nécessite une connaissance plus approfondie de leur psychologie propre et une certaine intériorisation pour celui qui veut répondre aux différents besoins du malade. Nous ne pouvons improviser en face d'une personne qui vit une phase terminale. Elle a besoin de sentir que nous avons accepté ce qu'elle vit et que nous sommes à l'aise afin de communiquer tout ce qu'elle ressent avant qu'il ne soit trop tard pour la parole. Car, le face à face avec la mort commence insidieusement; celui qui pénètre dans l'agonie se sent impuissant en face du monde extérieur. Le choc est amplifié par l'extrême solitude qui entoure cette situation.

Nous savons, aujourd'hui, que la médecine est capable de calmer les souffrances du patient, atteint d'une douloureuse maladie terminale. Les chimistes ont mis au point un mélange de *"bromotyl"* composé de cocaïne, d'héroïne, d'alcool éthylique dilués dans un sirop pour en améliorer le goût afin que le malade puisse l'ingérer. Ce genre de cocktail provoque un peu de somnolence mais permet à la personne de demeurer lucide. Ce progrès de la science aide le malade et la personne qui le soigne, diminue l'angoisse et permet de ressentir un certain confort. Une grande douleur peut provoquer la détresse chez la personne qui a à la vivre.

Nous savons, pour en avoir accompagné plusieurs en phase terminale, que ces personnes font l'expérience de la gamme complète des émotions humaines. Cette situation peut engendrer des sentiments d'insécurité, d'impuissance et d'inefficacité chez celui qui les soigne.

Comment pouvons-nous répondre à ces besoins psychologiques, physiologiques, sociologiques et spirituels du malade?

Au point de vue psychologique

Les besoins émotifs étant affectés par le processus de la mort, la personne qui accompagne un mourant doit répondre à un besoin de **sécurité continue.** Le malade a besoin de quelqu'un à son chevet à qui il pourra exprimer ses sentiments et dont il sera certain d'être compris. Il nous demande trois choses: *"Écoutez-moi, comprenez-moi, ne me laissez pas tomber"*. La capacité d'écoute demande que nous fassions taire tout élan de sympathie ou d'antipathie, tout jugement prématuré, tout conseil inconsidéré. Il ne s'agit pas d'apporter notre point de vue personnel mais notre compréhension.

Qu'est-ce qu'écouter?

Écouter c'est offrir *"l'espace de notre âme"*, c'est accepter d'être *"le miroir d'un autre"*. En se voyant en nous, le malade comprend mieux ce qui l'opprime; il se connaît mieux. Cette façon d'écouter et de comprendre ne possède-t-elle pas en elle-même une énorme force de guérison?

Une présence chaleureuse aide le mourant à être soulagé de sa solitude, de sa peur, de sa dépression. Ce grand besoin de **la compagnie de ceux qu'il aime** facilite son passage en diminuant son anxiété. Il exige aussi une grande honnêteté de ceux qui sont à son chevet. Ce **besoin de transparence** refuse toute dissimulation. Le malade attend souvent le moment opportun pour s'ouvrir et tant que nous n'aurons pas accepté sa situation, il restera discret.

Au point de vue physique

Le malade peut exprimer différents besoins: le besoin d'être tourné souvent, nous devons porter une attention toute spéciale aux jambes. La capacité motrice diminue d'abord aux membres inférieurs pour gagner ensuite les membres supérieurs.

Il a besoin que l'on contrôle sa température qui a tendance à s'élever beaucoup, même si les extrémités restent froides; elle asséchera les muqueuses, spécialement les lèvres qu'il faudra humidifier constamment. La circulation périphérique en diminuant provoque une sueur abondante et moite sur toute la surface du corps. Il aura donc besoin qu'on éponge son visage avec une serviette d'eau froide. Il a tendance à rejeter les draps car il n'endure rien sur lui. Les tentes à oxygène ne sont d'aucune utilité dans une telle situation.

Le mourant oriente toujours la tête vers la lumière. Une lumière à son chevet est donc d'une grande utilité.

Un parler clair est indispensable, car le mourant n'entend que ce qui est dit clairement. Sa capacité auditive diminue ainsi que sa voix.

Au point de vue sociologique

Le besoin d'appartenance est toujours présent même si le malade se prépare à quitter cette société où il a évolué. Si ce besoin n'est pas comblé, si le malade ne retrouve pas cette affection, cette valorisation dont il a tant besoin, il mourra plus tôt que prévu. Ne se sentant plus utile et même de trop, il se laissera aller.

Au point de vue spirituel

Plusieurs facteurs de réconfort lui sont indispensables pour vivre sereinement les derniers moments qui lui restent: la foi en Dieu et en sa miséricorde peuvent être un facteur de paix et de calme pour celui qui doit franchir les *"portes du seuil"*. Les réalisations de sa vie lui donneront cette satisfaction d'avoir servi et celle du devoir accompli. Il peut maintenant partir en paix vers de nouveaux horizons. Il a besoin d'avoir l'assurance qu'on se souviendra de lui, c'est-à-dire qu'on l'accompagnera au-delà de la vie physique, dans cet ailleurs qui nous est inconnu, mais où nous nous dirigeons tous.

L'aptitude à soigner un mourant ne s'improvise pas. Il faut avoir une perception claire de la mort et savoir maîtriser chaque situation. Nous ne pouvons pas, en tant que soignants, nous camoufler derrière des techniques pour combattre l'anxiété, car elles ne contribuent qu'à isoler le malade et à le nier en quelque sorte comme personne humaine. La dépendance qu'entraîne la maladie peut engendrer des conflits dans la relation avec la personne soignante. La situation doit être évaluée à chaque instant; souvent ces problèmes trouvent leur source dans des souvenirs anciens qui peuvent remonter à l'enfance. Il s'agit d'être très patient et d'essayer de comprendre. Cela suppose un accompagnement éclairé.

Un médecin français, que j'ai eu la chance de rencontrer, accompagne, depuis trente ans, des personnes sur le point de mourir et il répond aux besoins de soulagement de la douleur avec une technique constituée par des exercices de sophronisation qui aident le malade à dépasser la douleur sans médicament. Il explique ses techniques:

> *"Les techniques que j'utilise ne sont pas différentes de celles que le Dr Moody explique, mais je les utilise en créant, j'oserais dire, dans un rêve éveillé dirigé, une habitude du phénomène et ma technique consiste à mettre les individus à distance de leur corps. Je vous donne un exemple. Si nous regardons notre main et que nous fermons les yeux, nous pouvons nous représenter très facilement notre main. Si nous exigeons de nous-mêmes de voir notre main d'un autre endroit que l'endroit habituel où nous nous trouvons, nous créons une perturbation considérable à l'intérieur de nous-mêmes parce que notre représentation de nous et notre représentation du monde sont telles que nous ne savons pas, la plupart du temps, nous placer dans des circonstances et dans des lieux différents de ceux auxquels nous sommes habitués.*

Se représenter soi-même comme se regardant du dehors, pour pouvoir prendre de la distance par rapport à ce dehors et faire, par conséquent, évoluer la notion même de représentation de nous-mêmes et du monde, c'est la base de la technique de la préparation à la mort que j'utilise et que je fais utiliser autour de moi depuis de nombreuses années. Je vous assure qu'à partir du moment où les gens qui suivent cet entraînement ont la possibilité de se regarder autrement, du même coup, leur peur de la mort disparaît parce qu'ils trouvent quelque chose qu'ils connaissaient depuis toujours comme une évidence".

Le Dr Donnars raconte qu'il utilise cette technique avec des cancéreux en phase terminale.

Pour dissocier la représentation de la réalité, voici un petit exercice facile à faire.

Vous fermez les yeux et vous vous représentez un objet, paysage ou autre. Après avoir fixé votre choix, vous immobilisez cet objet dans votre esprit. Vous le regardez avec son poids, sa couleur, sa forme et vous le retenez dans votre attention. Maintenant, au lieu de regarder l'objet, vous allez vous installer à la place de l'objet et vous regardez votre corps: vous regardez votre visage, votre chevelure, votre front, vos yeux, votre nez, le contour de votre bouche, la ligne de votre cou, votre poitrine, vos bras, vos mains, votre ventre, vos cuisses, vos jambes, vos pieds; vous vous regardez. Après quelques minutes, vous entourez ce corps que vous voyez, d'une coque de lumière. Vous revenez vers lui. Vous entrez en lui avec un sentiment de sécurité et de bien-être. Vous réintégrez votre corps en prenant une grande respiration. Vous ouvrez les yeux et vous avez un petit goût de ce que peut être un voyage.

Une personne de 88 ans, à qui le Dr Donnars avait enseigné à faire ces exercices, alla visiter plusieurs endroits ou choses et, après quelque temps, dit à ce dernier: "*Je crois que je n'ai plus besoin de ces exercices. Je connais maintenant la route et je sais que, quand je vais en avoir envie, je vais pouvoir me détacher*". Elle a réunie ses enfants et, en dix minutes, elle était partie. Elle avait trouvé, dans son cheminement intérieur, une manière d'être à côté d'elle. Elle n'avait jamais eu besoin de morphine.

Il existe plusieurs centres de sophrologie en Europe dirigés par des équipes multidisciplinaires bien préparées pour aider les malades à dépasser leur douleur sans médicaments. Quand pourrons-nous, au Québec, utiliser ces techniques? Ne sommes-nous pas très médicalisés?

Quand arriverons-nous à dépasser les médicaments?

Si nous devenons de plus en plus conscients d'être les miroirs de Dieu, peut-être saurons-nous arriver à une simplification de la vie, à une simplification de l'amour qui nous conduira à une simplification de la mort.

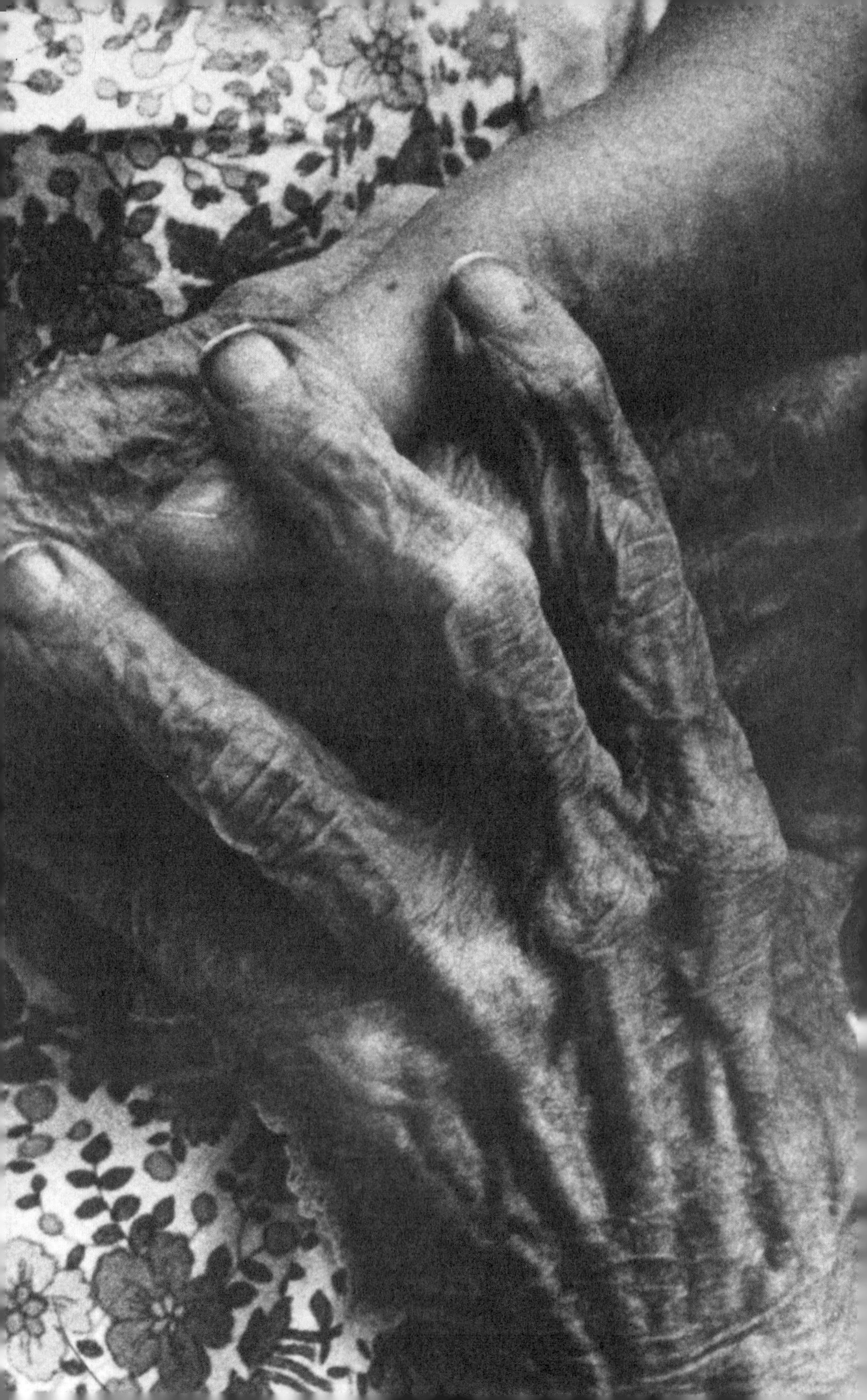

*"Main dans la main,
de la jeune à la vieillissante,
un temps de vie à se rejoindre,
une main lignée,
signée des traits du temps."*

Solange Lettre Lessard.

CHAPITRE SEPTIÈME

La relation d'aide avec la personne qui doit mourir

L'intervention personnelle auprès de la personne en phase terminale suppose que nous nous associons avec elle pour l'aider à découvrir toutes ses potentialités à travers sa maladie. Il est donc très important de connaître la personne et de bien la situer dans la réalité globale de ce qu'elle vit.

L'intervention devra répondre aux principes suivants:

- considérer l'individualité de chaque personne;
- respecter la confidentialité;
- accepter la personne telle qu'elle est;
- respecter son auto-détermination en ce qui concerne ses concepts et ses valeurs.

Tous ces concepts se résument à *"être un bon accompagnateur"*.

Que veut dire accompagner?

Accompagner veut dire *"porter ensemble"*, avancer avec l'autre personne, à son rythme à elle, et l'aider dans ce qu'elle est, avec ce qu'elle est. C'est aussi comprendre le mystère de l'autre. Mais, pouvons-nous comprendre le mystère de l'autre si nous ne sommes pas d'abord en harmonie avec nous-mêmes, avec notre entourage et avec la Vie en nous? Cette perception juste de l'autre aide à son développement et permet de le suivre en profondeur. Pour qu'il y ait cette perception juste, le mental et le coeur doivent être en parfaite harmonie. Cet amour et cet équilibre favorisent une vision des choses telles qu'elles sont, sans qu'interviennent aucune émotivité et aucune sentimentalité. Non pas que nous ne pourrions vibrer à l'autre; au contraire, nous le ferions avec ce que nous sommes mais sans nous impliquer de façon à être envahi par l'autre et que les rôles soient renversés. Au lieu d'être l'aidant, nous devenons l'aidé. Il arrive très souvent que les personnes en phase terminale deviennent les vrais aidants. Une amie me racontait, un jour qu'elle était allée visiter un mourant parmi ses proches. Elle se prépara donc tout un petit discours pour lui venir en aide et l'aider à accepter sa mort. Quelle ne fut pas sa surprise, à la sortie de la chambre, de réaliser que c'était lui qui l'avait consolée de sa mort. Son acceptation l'avait désarmée.

Pour vraiment comprendre l'autre, il faut le voir tel qu'il est, sans déformation. Nous devons souvent passer derrière le son et le mouvement des mots et apprendre à écouter en silence. Cette attitude mène à l'être et celui qui a trouvé son être a tout trouvé. Et cette trouvaille peut se faire quelques minutes avant de mourir. Si nous avons rejoint l'essentiel dans l'autre, c'est que nous lui avons ouvert notre coeur. L'amour n'est-il pas la seule voie de pénétration de l'âme humaine?

Si l'accompagnement véritable suppose qu'on soit allé à l'essentiel du coeur de la Vie, qui est le Divin en soi, nous pouvons alors regarder l'autre, explorer avec lui, libre de préjugés et de nos propres craintes. Lorsque nous vivons cette réalité, nous n'avons plus besoin de questionner l'événement ou la personne; nous portons notre certitude. Il en découle alors une grande spontanéité qui nous amène à vivre dans la simplicité.

Qu'est-ce que la simplicité?

La simplicité, c'est le miracle de la perception. Elle développe la sensibilité et nous permet d'être réceptifs. Nous pouvons être sensibles aux choses extérieures mais, si nous n'avons pas cette simplicité, nous ne pourrons jamais être sensibles aux signes intérieurs.

Chacun doit être une lumière à soi-même s'il veut être capable d'accueillir l'autre. Il doit comprendre d'abord ce que la vie peut lui enseigner de joie, de souffrance. La compréhension de soi-même n'est-ce pas la fin de ses souffrances? Plus vite nous comprenons ce que la vie peut nous apprendre, plus le besoin de la douleur diminue et, avec le temps, il n'est plus possible de souffrir car nous avons percé le secret, la raison, la cause, l'origine de cette souffrance et le moyen de passer au-delà.

Ce n'est que par l'amour que nous pouvons véritablement entrer dans une relation d'aide efficace avec l'autre, que tout problème peut être résolu et que nous pouvons connaître véritablement la joie. S'apitoyer sur soi-même ou sur l'autre n'a jamais été très sain.

Pour entrer dans une relation d'aide avec quelqu'un, nous avons à traverser avec lui certaines étapes.

La **première étape** en est une d'**exploration** de la situation.
La **deuxième étape** en est une d'**évaluation.**
La **troisième étape** en est une de **prise de décision.**

Pour comprendre ces différentes étapes, nous prendrons l'exemple de cette jeune maman de 32 ans, Andrée, qui après un examen de routine chez son médecin traitant apprend qu'elle a une anomalie au sein droit. Après divers examens, le diagnostic est brutal: elle a un cancer. Le médecin lui offre l'opération. Cette amputation ne sourit pas à Andrée. Avant de prendre sa décision, elle en parle avec Louise, son amie, afin de voir plus clair dans sa situation.

Dans un premier temps, Louise **explore** avec Andrée la situation concrète. La santé d'Andrée est compromise et la solution qui lui est offerte est l'opération. Existerait-il d'autres solutions? C'est ce qu'elle **évalueront** dans un deuxième temps. Cette mutilation est-elle nécessaire pour qu'Andrée recouvre la santé? La veut-elle vraiment cette solution? Y croit-elle assez?

Dans un troisième temps, Andrée aura à prendre une **décision** mais après avoir fait le tour de la question et savoir où elle s'en va. Andrée accepte l'opération. Louise n'a été que son miroir pendant cette rencontre; elle n'a rien décidé pour Andrée.

L'intervention de Louise s'est faite sous le signe de l'amitié avec un certain engagement émotionnel imprégné de chaleur affective et d'écoute attentive. Elle a pu proposer des solutions à Andrée mais sans rien imposer, lui laissant toujours le pouvoir de décision. Il y a eu un **effort d'objectivité** chez Louise pour essayer de trouver la meilleure solution **avec** elle, sans se sentir noyée émotivement dans le problème d'Andrée. Il a existé entre Louise et Andrée une **relation empathique** imprégnée du respect des décisions de cette dernière. Andrée a pu alors se permettre d'être pleinement elle-même et de dire, sans crainte, ce qu'elle ressentait parce qu'elle s'est sentie acceptée dans son individualité. L'intervention a pu se poursuivre sans créer de dépendance parce qu'Andrée était autonome et tenait à le demeurer.

Il doit toujours exister un grand respect du rythme personnel dans la présentation de solutions afin de ne rien brusquer. Au cours de l'intervention, l'aidant peut ressentir des **sentiments d'impuissance** à pouvoir aider efficacement. Il est normal de vivre ces situations quand la maladie évolue vers une étape finale. Cette issue fatale nous place constamment en face de nos limites. Le malade peut comprendre ses limites et il nous sera reconnaissant d'être vrai avec lui.

Quelle que soit la personne et le type d'intervention, nous avons pu constater que la personne vit aussi longtemps qu'elle trouve un sens à sa vie, aussi longtemps qu'elle a des projets significatifs qui l'enthousiasment et l'invitent à s'engager dans son avenir. Elle aura, sans nul doute, à certains moments, à s'inventer une nouvelle façon de vivre mais son attitude positive lui permettra de faire les changements nécessaires.

La majorité des états appelés *"maladies mentales ou physiques"* révèlent que la façon dont la personne a vécu jusqu'à présent n'est plus appropriée et qu'il est temps pour elle d'arrêter ce genre de vie et de s'en inventer un nouveau. N'est-il pas fréquent, aujourd'hui, qu'une personne confrontée à des relations interpersonnelles froides ou prises dans un système social qui ne lui offre aucune porte de sortie se fabrique un cancer ou une autre maladie, fasse une dépression ou se suicide?

Puisse-t-il exister un jour des centres où l'invitation à la vie permette à la personne de détruire l'identité qui ne la satisfait plus (et non son corps) afin qu'elle puisse s'inventer une nouvelle identité au lieu de s'auto-détruire!

Nous avons besoin, en tant que personnes aidantes, d'inviter les gens à explorer et à mettre à l'essai leurs nombreuses possibilités, de sorte que l'invitation à vivre et à se développer soit plus puissante que l'invitation à mourir.

Une très bonne amie, que nous nommerons Sophie, a été appelée à accompagner un être cher et elle a bien voulu nous livrer son témoignage:

CE QUE NOUS AVONS VÉCU ENSEMBLE

Elle a 79 ans; j'en ai 34. Nous sommes deux femmes: la belle-mère et la belle-fille. Cette femme, Québécoise de l'ancienne époque, a eu dix-huit enfants et moi, Québécoise de la nouvelle, j'en ai trois.

Cette personne, Juliette, est tenaillée par une maladie des plus courantes: le vieillissement de son corps de femme porteuse d'enfants. Serait-ce une maladie que d'avoir porté des enfants? Non, dit le corps; mais le coeur sait trop bien la commande que lui a faite cette vie de femme: frotte, coud, lave, accouche, prend, déprend, popote, etc., et les sentiments et émotions qu'elle a vécus, cette femme au "*coeur de mère*"! "*J'ai appris,* dit-elle, *à laisser vivre, laisser aller, laisser grandir, laisser penser. Tous sont si différents de moi! Je sais mieux, à mon âge, les laisser agir à leur manière, les laisser partir sans les retenir*".

Deux de ses enfants sont déjà partis pour le "*grand voyage*". Et cette femme, entourée, se retrouve seule avec ses reins fatigués, son ventre étiré, ses épaules endurcies; seule avec son coeur, le vrai témoin, au rythme saccadé, hésitant. Son coeur usé de tant de travail, alourdi, pesant, ralentissant.

Ce ne fut pas facile, pour Juliette, d'accepter de ralentir, de se mettre au repos, elle qui avait trimé dur toute sa vie, d'accepter l'aide des enfants, d'occasionner des dérangements et, elle si fière de son indépendance, d'avoir besoin des autres. Mais, avouait-elle, "*Quand la vie quémande, il n'y a pas d'autre choix*".

Elle a dû se détacher de ses vieux meubles, des belles couvertures piquées qu'elle avait faites et des nombreux souvenirs de son passage, de ses objets de bien portante. *"Il faut bien que je les laisse un jour"*, disait-elle.

Et à travers tous ces déchirements, je me suis rapprochée de cette femme. Jour après jour, j'ai voulu prendre de mon temps et savoir, à mon tour, ce qu'elle avait à nous apprendre. Nous avons écouté ses peurs, sa grande anxiété à se sentir partir. De jour en jour, le corps, un peu comme une boîte à surprise, faisait sa marque: la respiration plus haletante, les yeux embrouillés, brûlants, la peur de devenir aveugle, de se retrouver dans le noir après tant de lumière, la peur de devenir dépendante, le grand sentiment de n'être plus utile à personne.

Nous avons rafraîchi son corps, nous l'avons mis au chaud, au propre, avec des gestes tendres et retenus, dans un grand respect, nous souciant des petits détails qui lui faisaient tant plaisir: des draps à l'odeur d'air frais, de la musique pour l'endormir et une présence assurée par ses fils et ses filles qui, à tour de rôle, se faisaient une joie de lui apporter un peu de réconfort. Et moi, discrètement, je l'accompagnais, soucieuse de répondre à ses moindres désirs.

Doucement, avec le temps, une fois encore, elle a accepté de s'abandonner. Elle l'avait déjà exprimé à son mari, lors d'une grande épreuve, en ces termes: *"Et maintenant, laissons-nous faire"*.

En l'accompagnant dans son évolution, je me suis sentie renaître. C'est comme si je venais de sortir d'un long tunnel. Je suis étourdie du non-sens et du sens dégagés à travers le tourbillon des événements. L'accompagnement à la mort... la *"quittance"* de la vie.

Être à côté d'elle, l'entourer, la veiller, briser cette solitude et cet anonymat qui isolent tant les êtres humains, c'est réapprendre les gestes simples, chauds, une main dans sa main. Re-apprendre dans ces moments de grandes souffrances, le sens du silence, du regard, de la communication. Être là pour humidifier son front et ses lèvres, écouter sa respiration, deviner son sentiment. Être là, écoutante, sécurisante, recevante, agissante, le geste à la portée de sa demande.

Il en faut de la disponibilité, de la responsabilité, pour se couper de la routine et des exigences du quotidien, pour prendre le temps d'être présente; mais ce qu'il faut surtout, c'est de l'amour.

Sur le pas de la porte de la chambre, il existe une coupure entre deux mondes: le sien et le nôtre. Dans notre monde, la vie continue; les gens se promènent, courent, les yeux réjouis ou fatigués. Le rythme accéléré de notre vie moderne suit son cours. Dans ce choix, du temps à prendre pour accompagner et être présent, s'inscrit un nouveau courant fragile et fort à la fois: une démarche pour aller au coeur des choses, au coeur de la Vie.

Cette énergie vitale qui semble vouloir laisser ce corps pour se reconnecter à une nouvelle *"Source d'énergie"*...

Je cherche à comprendre le sens de tout ce que j'ai vécu avec cette femme, son chapelet autour du cou, une photo de sa mère près de son lit, ses enfants qui l'entourent et elle, Juliette, au centre du lit, au centre de la chambre, au centre du temps. Son corps s'agite encore, derniers soubresauts de sa longue aventure. La douleur fige ses traits et ouvre la voie...

Nous sommes là, témoins de ses derniers moments et nous **la laissons partir sans la retenir.** Elle a accepté de mourir et nous acceptons la mort comme partie intégrante de la vie. Elle nous disait souvent: *"Je ne comprends pas comment j'ai pu être si heureuse et passer à travers tant de besognes, tant de difficultés. Toute petite, ma mère m'a appris à prier et à avoir la foi; c'est ce qui ma donné tant de force!"*

Cette femme avait toujours eu la conviction de ses pensées. Elle avait vécu toute sa vie comme entre deux mondes, très empreinte de notre mère l'Église, de ses dévotions, de ses neuvaines, de ses chapelets. Et maintenant, elle n'a eu qu'un saut à faire pour passer du seuil de sa chambre au seuil de sa vie physique.

Nous nous interrogeons, quant à nous, sur les mystères de la vie, la réincarnation, la lumière intérieure, la méditation, avec des mots et un langage différents. Nous la rejoignons dans la pensée. Et voilà que, tout d'un coup, l'écart des générations se dissipe. Deux femmes, l'une en face de l'autre. L'une de 79 ans et l'autre de 34 ans. **Une femme qui croit et une autre qui croît.** Entre le point et l'accent circonflexe, le même son, le même mot, le même défi; entre la vie et la mort, un temps de croissance et de croyances.

Main dans la main, de la jeune à la vieil-
lissante,
un temps de vie à se rejoindre
une main lignée, signée des traits du
temps
s'agite dans le serein du soir pour dire
au revoir
une main au mouvement doux, au
geste sûr
habile de ses mille habitudes
une autre main, lignée aussi, mais diffé-
remment
s'agite dans la rosée de l'aube faisant si-
gne de venir
une main au mouvement léger, au
geste mal assuré
fouinante, cherchant à prendre
entre les deux mains, l'espace d'un
temps de lumière
des demi-teintes de blanc, de mauve,
de clair-obscur
entre les deux mains, un filet d'eau tissé
de la nuit au petit jour
et voilà que dans un aller-retour
les deux mains, jeune et vieillissante
se piquent dans la terre
et depuis, quand arrive le printemps
re-naissent les immortelles

Solange Lettre Lessard

CHAPITRE HUITIÈME

L'intégration du deuil

Nous avons à tour de rôle, dans la vie, à faire cette expérience du deuil et souvent elle nous prend par surprise sans que nous ayons pu nous y préparer. Quand nous assistons, désolés, à l'agonie d'une personne aimée, après la crise, la solitude et la rupture, nous sentons le monde nous rappeler vers de nouveaux engagements. La lutte qui s'installe alors au fond de notre coeur entre le souvenir de notre passé et les nouveaux appels de la vie exprime cette dualité tragique entre la vie et la mort, entre ce qui est passé et ce qui est à venir. Cette lutte entre la fidélité au passé – et à la personne du décédé – et les nouveaux désirs de la vie, est un élément constant dans l'expérience du deuil.

Qu'est-ce que le deuil?

Le mot deuil désigne une expérience de grande douleur occasionnée par une perte. C'est comme un tunnel noir, long et difficile à passer. C'est le chagrin, l'affliction. Ce moment de désarroi se dénoue avec le temps. C'est un processus normal d'angoisse qu'il faut vivre.

Le deuil ne résulte pas seulement de la mort; c'est un ensemble d'émotions que nous éprouvons à la perte de quelqu'un ou de quelque chose qui nous tient profondément à coeur. On utilise souvent cette expression dans le langage courant: *"Faire son deuil"* quand on a un détachement à faire. Ce sentiment peut toucher un travailleur qui doit quitter l'emploi qu'il aime, un amputé d'un membre, une personne qui doit laisser son pays pour diverses raisons. Chacun est appelé à vivre ces différentes situations de deuil et à être *"un mendiant de réconfort"* au moment où il s'y attend le moins.

Une douleur peut être bonne ou mauvaise selon qu'on la traverse d'une façon positive ou négative. Le Dr Erick Lindemann, professeur de psychiatrie à l'Université de Harvard, a effectué une recherche auprès des parents et amis intimes de personnes disparues dans un grand incendie. Il concluait, dans son étude, que la personne en deuil peut donner, à son expérience, une valeur positive à condition de travailler à s'en sortir étape par étape. S'il s'agit de la perte d'un être cher, la personne affligée doit arriver à se libérer du défunt en vivant une vie indépendante tout en gardant une image du disparu. Elle arrivera donc à vivre de façon positive avec ses souvenirs, ses épreuves, ses joies et ses peines.

Le Dr Lamers établit une double courbe pour décrire la réaction de chagrin et de deuil: **la courbe extérieure** exprime **l'état physiologique** de l'affligé. Le décès interrompant le rythme habituel de la vie, la personne est effondrée de chagrin, et après une attitude de refus, elle revient en arrière, affirme son désespoir et disparaît en partie avec le disparu. Puis, elle se calme, met de l'ordre dans ses pensées et, après un temps plus ou moins long, réorganise sa vie. Le souvenir est de moins en moins déprimant. **La courbe intérieure** exprime **l'état psychologique** de l'endeuillé. Il traverse différentes étapes: l'anxiété, la douleur, la dépression et il a une remontée vers l'espérance. La personne a besoin d'aide pour vivre à plein ces différentes étapes. Elle trouvera cette aide auprès des personnes qui sont à même de comprendre sa souffrance et auprès de certains professionnels préparés à cet effet.

Comment le deuil peut-il se vivre positivement?

Certaines personnes en deuil fuient dans un monde imaginaire parce que la réalité les écrase. Elles entretiennent de faux espoirs en souhaitant que l'être aimé revienne. Pour vivre positivement son deuil, il faut le vivre dans la réalité, c'est-à-dire y faire face en l'acceptant. Cette acceptation n'empêche pas les larmes et il est sain qu'elles coulent. Ne sont-elles pas une forme de langage de l'âme?

Celui qui doit faire face à une situation de grande douleur a besoin de sentir auprès de lui quelqu'un qui vibre à sa souffrance et cela, d'une façon discrète. Un ami racontait, à l'occasion de la perte de son épouse aimée:

"J'étais assis, écrasé de douleur. Un compagnon de travail est venu me parler de l'espérance que je devais garder, de la foi en la volonté de Dieu, etc. Il a parlé sans arrêt pendant une heure. Je souhaitais de tout coeur qu'il s'en aille. Une autre personne est venue s'asseoir à côté de moi, tout simplement, sans me parler et me poser de questions. Lorsque je lui parlais elle écoutait attentivement et répondait à mes questions. Quand elle partit, j'étais ému et réconforté. J'aurais voulu qu'elle reste."

Nous avons là un témoignage qui doit nous faire réfléchir dans nos efforts à vouloir assister la personne en deuil. Quels vains efforts ne faisons-nous pas quelquefois pour dire des choses n'apportant rien à la personne qui vit cette expérience et qui, au contraire, la fatiguent!

Les mots ne servent-ils pas souvent qu'à faire du bruit?

Quelles sont les différentes étapes que doit traverser la personne en deuil?

Ces étapes peuvent se vivre en trois phases: la phase critique, la phase cruciale, la phase créatrice.

La phase critique

Cette première phase correspond à une crise. Si la mort est subite, la personne ressentira comme un coup de massue sur la tête. Elle passera alors par des émotions de toutes sortes. Cette stupeur, que provoque le choc, agira comme une anesthésie. Il y aura ensuite relâchement des émotions – qu'il faut bien se garder d'arrêter avec des tranquillisants. Les larmes sont un très bon remède.

La phase cruciale

C'est l'étape de brisure avec les liens affectifs passés; la personne doit éliminer tout espoir de retour du disparu. Ce deuil restera intense les trois premiers mois. Après avoir reçu l'appui de parents et d'amis au tout début du deuil, elle vivra une solitude écrasante qui lui fera dire: *"J'ai toujours la gorge serrée."* Souvent des sentiments de culpabilité jaillissent pendant cette phase. Les *"j'aurais dû"* se font nombreux. *"J'aurais dû exiger qu'il se fasse soigner plus tôt."*, *"j'aurais dû percevoir qu'il était malade quand il exprimait telle ou telle chose."*, etc. Ce sentiment de culpabilité n'est pas conscient. Il se mêle à d'autres émotions engendrées par la perte subie.

La phase créatrice

La personne affligée se crée alors de nouveaux modes de vie qui ne sont pas liés émotivement au passé. Ces activités résultent d'une prise de conscience de toutes ces énergies latentes qui attendent d'être canalisées. C'est le moment privilégié où l'individu s'oriente vers une nouvelle profession, où il entreprend un bénévolat ou part une petite entreprise. Souvent, la personne réalisera ce à quoi elle a pensé depuis de nombreuses années. Cet événement générateur de chagrin se transforme peu à peu en un nouveau chemin d'évolution des plus bénéfiques pour la personne. Après avoir vécu des souffrances aussi intenses, elle en arrivera à s'en tirer dans les événements futurs avec moins de douleur.

Quels sont ces symptômes du chagrin aux points de vue physiologique et psychologique?

Au point de vue physiologique, lorsque le chagrin se déclenche, la gorge se serre comme dans une sensation d'étouffement. La respiration s'écourte, une impression de vide abdominal se fait sentir, ainsi qu'une perte de tonus musculaire.

Quand la douleur morale s'intensifie, il survient **au niveau psychologique** un léger trouble du sentiment de réalité; les personnes alentour paraissent vagues et l'image du disparu devient obsédante. Chez certains, l'obsession serait si vive, qu'elle irait jusqu'à engendrer un sentiment de présence les rapprochant de l'illusion, voire de l'hallucination. Avez-vous déjà vu des personnes mettre, à table, le couvert de l'absent? Cette négation de la perte de l'être cher peut durer des mois. Le travail quotidien subit les conséquences de l'intensité de la douleur; souvent la personne sera incapable de faire un travail suivi pendant des semaines. Des traits psychopathologiques peuvent s'ajouter. Un fils, par exemple, se mettre à imiter la démarche de son père; un autre se lancera dans le même genre d'activité que le disparu. Une telle identification, qui remplace le sentiment de la présence, peut devenir inquiétante. Cette personne a vraiment besoin d'aide.

Quelle sorte d'aide peut-on apporter à la personne en deuil?

La personne qui vit une grande peine a besoin que quelqu'un soit présent au moment où elle en a besoin. C'est souvent immédiatement après avoir subi la perte et, entre un et trois mois, quand la solitude est au point le plus fort, qu'une aide sera grandement appréciée pour répondre à ce besoin de présence. L'important est de **savoir écouter**. La personne éprouvera un grand besoin de parler et d'exprimer ce qu'elle ressent. Il est bon que la personne identifie chaque élément qui lui rappelle la perte de l'être cher et qu'elle puisse l'exprimer à quelqu'un de son choix.

Une personne qui m'est très chère, que je nommerai Murielle, décidait, six mois après la perte de son mari André, d'aller consulter un thérapeute qui s'orientait, expérimentalement, dans la thérapie du deuil. Les questions étaient les suivantes:

- Comment te sens-tu lorsque tu fais ton jardin?
- Comment te sens-tu lorsque tu cuisines?
- Comment te sens-tu lorsque tu pars pour le travail?
- Comment te sens-tu lorsque tu fais ta comptabilité?
- Etc.

Murielle constata que lorsque les questions se référaient à des activités qu'elle faisait avec André, l'émotion était intense. Elle réalisa alors qu'elle avait encore beaucoup de chagrin à liquider. Ces thérapies peuvent être très bénéfiques pour remettre la personne dans la réalité de ce qu'elle vit et l'aider à faire un autre bout de chemin. Mais, ce sera peut-être une amie, qui a passé par la même situation, qui sera la meilleure aide. La personne qui a souffert n'est-elle pas allée à la meilleure école de la vie où l'apprentissage est plus riche et plus humanisant? Le *"travail de deuil"* exige une grande coopération de la personne affligée. Elle devra aller jusqu'au bout de sa peine, pleurer toutes les larmes qu'elle a à pleurer. Elle doit faire face à l'épreuve et ne pas fuir les manifestations émotives. Ces manifestations sont là pour aider la personne à se restructurer intérieurement. Refouler ces émotions bloquerait tout le travail effectué dans ce sens.

Quand peut-on affirmer qu'un deuil est intégré?

Le deuil est intégré quand il n'existe plus de confusion entre le disparu et la personne qui reste. L'intégration du deuil n'est pas seulement se détacher de l'objet d'amour, c'est la destruction d'une autorité morale qui ne permet pas de vivre. C'est le conflit ambivalent du survivant avec le disparu qu'il faut avoir solutionné. Après avoir dépassé les étapes de l'émotion intense, une étape de grande passivité lui succède et le processus de détachement est alors amorcé. La personne réorganise sa vie sociale et continue d'évoluer à son rythme. S'il est impossible d'éviter le deuil, nous

"L'ÊTRE HUMAIN DEVANT LA MORT"

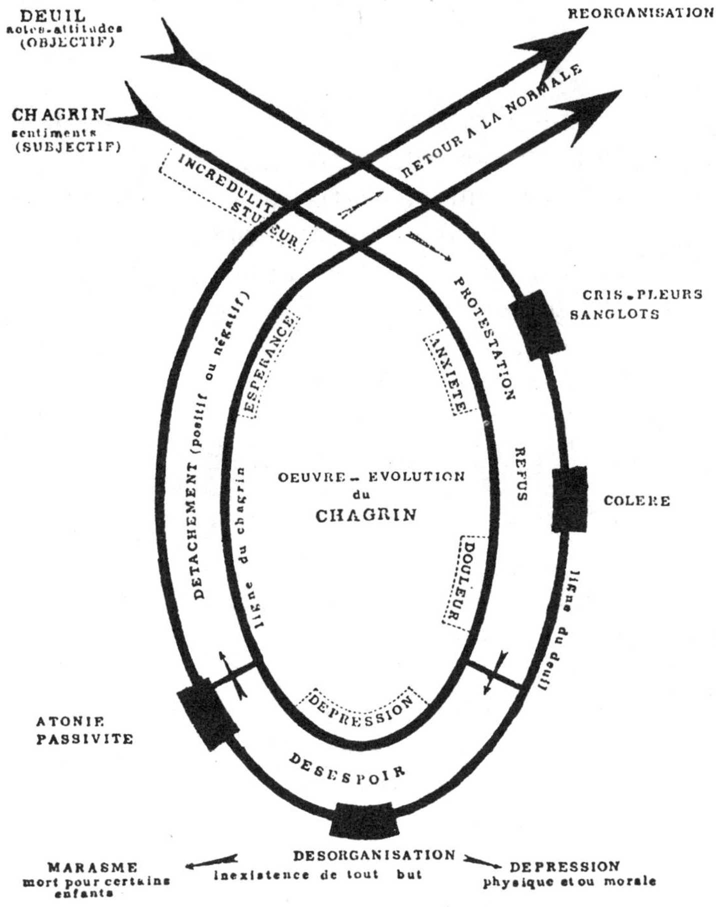

"LE CHAGRIN ET LE DEUIL"

Schéma du Dr. LAMERS

pouvons, tout au moins, devenir moins vulnérable si nous connaissons d'avance ce qu'il entraîne.

"Nous ne somme libérés d'une souffrance que lorsque nous l'avons connue jusqu'au bout."

M. Proust.

Le deuil le plus violent est sans nul doute celui qui vient briser le coeur de notre vie. Mais dans l'affliction, celui qui croit en l'Amour infini de Dieu reçoit un baume à ses souffrances et peut faire sienne cet extrait de lettre adressée aux Romains: *"Oui, j'en ai l'assurance, ni mort ni vie, ni anges ni principautés, ni présent ni avenir, ni puissance ni hauteur, ni profondeur ni aucune créature ne pourra nous séparer de l'Amour de Dieu manifesté dans le Christ Jésus notre Seigneur."*

Romains, 8, 38-39.

Murielle nous confirme cette attitude d'âme dans le témoignage suivant:

> *"Quand je voyais se désagréger le corps de mon mari, et que lui voyait les ravages de sa maladie, je lui disais:*
>
> *– C'est vrai André, ton corps se défait, mais si tu voyais ton âme comme elle est belle! Il me semble la voir grandir.*
>
> *Le jour de son décès, André n'a pas parlé. Il gardait les yeux fermés, mais je sentais qu'il était demeuré conscient. À un moment donné, j'ai cru sentir qu'il*

luttait encore pour conserver la vie, car il nous aimait tellement! Je lui ai pris la main et je lui ai dit doucement:

– André, pars maintenant; va-t-en au-devant de la lumière.

Lui, qui n'ouvrait plus les yeux, il les a ouverts tout grand; son regard, très paisible et clair, s'est posé un peu plus haut que moi et il a rendu l'âme. Depuis ce jour, je suis encore blessée mais pacifiée.

Combien de témoignages pourraient s'ajouter à celui de Murielle! L'extrait qui suit est pour toutes ces personnes qui ont vécu ces expériences:

Aimer quelqu'un
C'est comme faire l'expérience
De toutes les nuances des couleurs
Jouant encore par le soleil de l'heure
Moments suprêmes et fugitifs de jours qui passent
Rien n'est plus beau
Rien n'est plus mélancolique
Nous frémissons à la pensée qu'on ne verra plus le visage aimé
Qu'on n'entendra plus la voix douce et aimable
Mais puisque nous vivons tous ensemble en Lui,
Qui est un et demeure le même
Hier, aujourd'hui et demain,
Nous ne nous quittons vraiment jamais:

Dans la solitude nous ne sommes pas seuls
"Je suis avec vous à jamais" *a-t-il affirmé*
Ainsi pouvons-nous dire aussi:
"Je suis avec toi à jamais."
C'est donc toujours "Bonjour mon ami" *qu'il faut dire*
Et jamais "Adieu"
"Tu seras avec moi où que je sois
Et où que tu sois, j'y suis aussi."

– Howard Laing
The Mystery Man
part 7, stanza 1

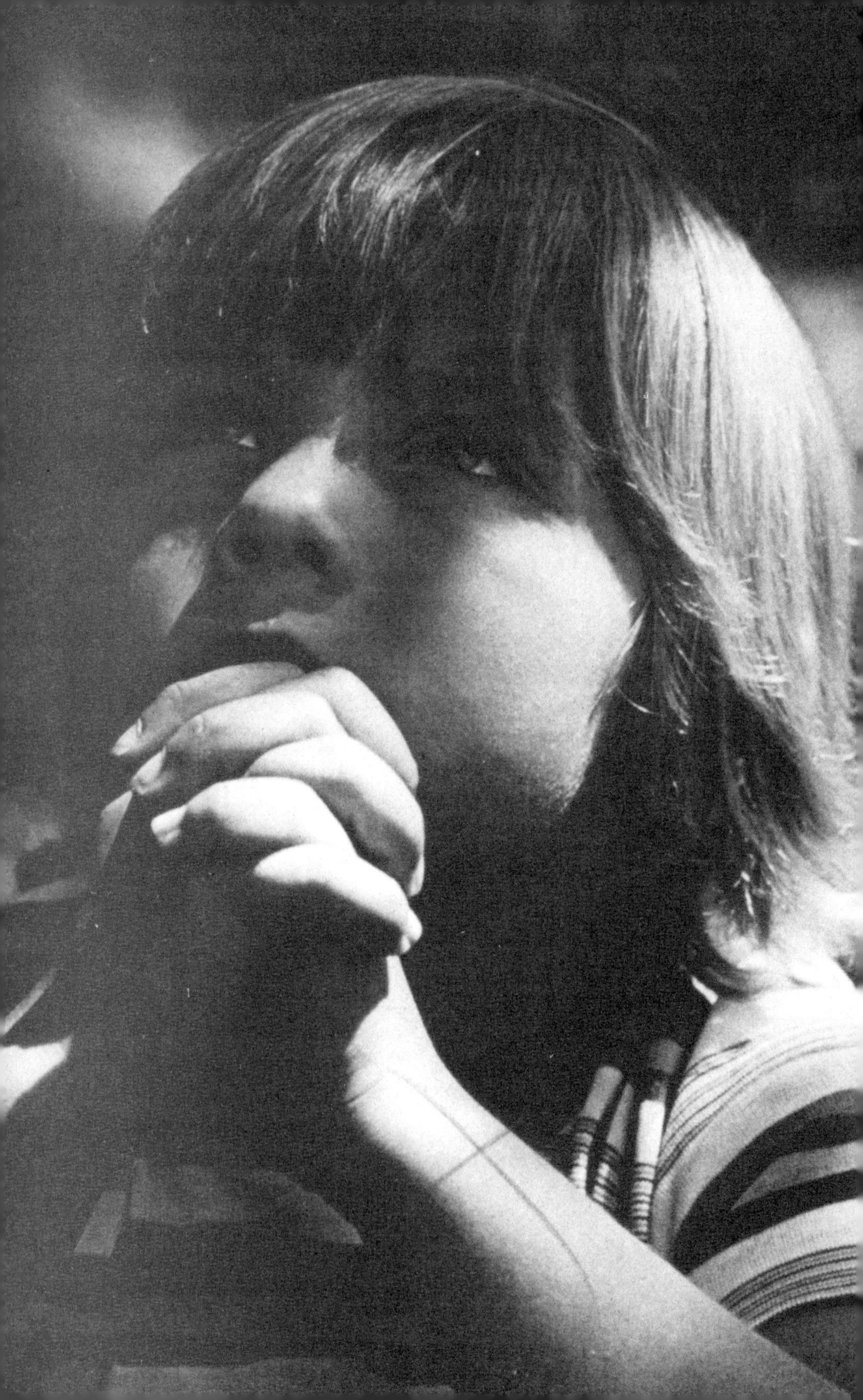

L'enfant qui a appris à communiquer spontanément avec l'Invisible est confiant d'avoir une réponse à sa prière.

Isabelle Delisle Lapierre

CHAPITRE NEUVIÈME

L'attente et l'espérance

Notre vie est avant tout un mouvement constant vers quelque chose, une aspiration permanente à des buts successifs et changeants. Notre coeur a toujours besoin d'une ouverture vers l'espérance, c'est-à-dire vers le lendemain. À partir de l'instant présent nous nous occupons de celui qui survient. La vie est une lutte continuelle pour parvenir à être en fait ce que nous sommes en projet. Confrontés à l'obscurité du futur, nous inventons un projet de vie personnelle et tentons de le réaliser. Tout ce que nous faisons ne prend son sens qu'en fonction de l'avenir. Nous avons soif d'être heureux et nous trouvons ce bonheur en nous consacrant à des occupations pour lesquelles nous nous sentons une singulière vocation.

Tout au long de notre existence, nous nous habituons soit à avoir confiance dans l'heureux aboutissement de la conquête du futur, soit à vivre dans une attitude négative en face de ce qui vient, c'est-à-dire à bouder l'espérance.

Qu'est-ce que l'espérance?

Espérer, c'est adopter une attitude confiante en face de la vie et du futur; c'est faire crédit à la réalité.

En vivant dans l'espérance, nous parvenons à vivre avec la plus grande intensité et la plus grande joie possible l'instant qui passe. Quand nous acceptons la valeur du présent, chacune de nos heures est une pierre de taille qui sert de support à l'heure qui suit et notre vie devient très constructive.

Pascal, faisant allusion à ceux qui ne savent pas apprécier la valeur du présent, disait:

Nous ne vivons jamais, mais nous espérons vivre et, nous disposant toujours à être heureux, il est inévitable que nous ne le soyons jamais."

La découverte du caractère "*intensif*" du temps provoque chez l'homme une démarche d'intériorisation et l'incite à se transcender lui-même pour rejoindre la "*Vraie Vie*". L'espérance au coeur de l'homme est la véritable attente de son devenir dans une continuité de croissance à travers les ruptures et tous les changements que la vie lui demande.

Quand arrivera, pour celui qui a triomphé dans les combats de la vie, le temps de dire adieu à la terre, c'est avec la joie au coeur qu'il partira et qu'il encouragera les siens. Un peu comme cet homme qui disait à son épouse:

"Ne te préoccupe pas pour ce qui arrivera; ne pleure pas sur ce qui se passe."

Il s'était efforcé durant sa vie de devenir ce qu'il était et il éprouvait, en ces derniers moments, le bonheur de celui qui est fidèle à lui-même.

L'espérance appartient à l'ordre de *"l'être"*. En espérant, nous affirmons notre relation de fidélité et d'amour avec la réalité dans laquelle nous vivons. L'espérance est, en quelques sorte, *"l'étoffe"* dont notre âme est faite. Désespérer de quelqu'un, n'est-ce pas le nier en tant qu'âme? Et désespérer de soi, n'est-ce pas se suicider par anticipation?

Notre vie est une espérance qui ne cesse de se convertir en souvenirs qui engendrent, à leur tour, l'espérance. Ce qui espère en nous, c'est un esprit incarné, une réalité éternelle appelée à exister sur le plan du successif et qui ne peut qu'espérer aussi longtemps que dure son voyage sur la terre.

Le bien suprême de l'homme est cet accord harmonieux avec l'Infini. Il ressent alors une force, un dynamisme dans cette orientation divine qui est en lui et qui l'anime. En prenant conscience de cette force en lui, l'homme ne peut être en butte au découragement et à la faiblesse. Cette pulsion intérieure reste pleine d'élan jusqu'au moment de dire adieu à la terre.

Peut-il y avoir place pour l'angoisse quand on vit dans l'espérance?

L'espérance humaine est à la fois confiante et anxieuse; il ne peut y avoir d'espérance sans une pointe d'angoisse. Sans angoisse, expression clef de l'existence authentique, jamais nous ne connaîtrions la véritable constitution ontologique de notre être.

La passion d'espérance est un mouvement acharné vers le bien, une extension combative de l'âme en quête de sa perfection propre; elle exige ampleur et chaleur dans le coeur de celui qui espère.

La soif insatiable de tout ce qui est au delà et qui révèle la vie est la preuve la plus vivante de notre immortalité. L'aujourd'hui, constitué par les hiers, voilà notre unique avoir, mais un avoir condamné, par nature, à s'en aller avec, pour seul appui, **l'espérance du lendemain**. Tout passe et tout reste mais notre lot est de passer. Si l'existence humaine n'était pas temporelle, la disposition de l'homme à l'égard du futur serait tout, sauf "*espérante*". L'espérance n'est possible que dans un monde où il y a place pour le miracle. Si nous sommes conscients de la présence de l'Esprit de Lumière en nous, nous ne trébucherons pas dans l'angoisse du désespoir. Nous aurons peut-être à vivre des angoisses purificatrices; elles serviront, alors, à nous faire grandir dans l'amour et à pouvoir le répandre autour de nous. L'intensité de notre souffrance nous rapprochera de Dieu. St-Augustin, qui s'interrogeait sur Dieu, se posait la question suivante:

"Quand je te serai uni de tout moi-même, il n'y aura plus, pour moi, de douleur; ma vie sera la ***Vraie Vie".***

Quels moyens pouvons-nous prendre pour vivre dans l'espérance?

C'est par sa puissance intérieure que l'homme arrive à maîtriser sa vie. Nous sommes nous-mêmes le pivot de notre destinée et pour vivre dans l'espérance, il convient de:

- **réfléchir** sur le vrai but de notre existence;
- **désirer** avec ardeur ce que nous voulons et prendre les moyens pour y arriver;
- **concentrer** notre pensée vers l'objectif fixé et voir son accomplissement;
- **affirmer** sans hésitation sa réalisation;
- **s'unir à son Guide intérieur** et se confier à son aide;
- **agir** comme si notre souhait était réalisé;
- **être tenace** dans la certitude que, quoiqu'il arrive, tout sera pour le meilleur.

Quand nous savons ce que nous voulons et que nous sommes éclairés sur le but poursuivi, nous nous dirigeons avec confiance en nous appuyant sur les forces intérieures qui nous animent. Le succès est au bout.

N'est-ce pas Nietzche qui affirmait:

"Formez en vous l'image qui doit correspondre à votre avenir. Dressez autour de vous l'enceinte d'un grand et vaste espoir. Si vous osez croire en vous-mêmes, ne rejetez pas l'héroïsme hors de votre âme. Tenez pour sacré votre plus haute espérance."

Chaque progrès dans la vie est une objectivation, un accomplissement de nos désirs et de nos aspirations. Cette force créatrice qui nous anime est une *"Énergie divine"* qui oeuvre en nous et nous donne la puissance de former notre vie, notre pensée, notre foi. Nous avons la possibilité de créer ce que nous désirons en vue de notre accomplissement. L'audace de l'espérance qui nous habite détermine la qualité de notre idéal spirituel. C'est dans l'impulsion permanente de cette confiance en Dieu et en soi que s'opère le renouvellement et l'illumination. Cette intensification de la force intérieure en nous, nous conduit à notre propre libération, quelles que soient nos tendances.

Quelles sont les tendances fondamentales de l'homme?

Il existe en l'homme deux tendances fondamentales: **La première** est une poussée en avant vers un but déterminé de croissance et de plus être. Nous voulons avoir la maîtrise de notre vie, la sécurité et le bonheur. Dans ce fait, de désirer une vie heureuse, réside comme un *"pouvoir être"*. **La deuxième** est un accomplissement de soi-même vers un perfectionnement toujours plus grand dans une recherche constante de l'unité avec soi, avec les autres et avec l'Éternel.

Ce que nous sommes aujourd'hui est le résultat de nos efforts personnels et ce que nous serons, nous devrons le faire nous-mêmes: *"Aide-toi et le ciel t'aidera!"*

Nous devrons faire évoluer notre vie d'après le modèle spirituel que nous dictent notre aspiration personnelle et la volonté de notre **"Guide intérieur"**. Pour atteindre ce but, il faut avoir confiance en notre propre force interne et ne pas trop dépendre de l'aide extérieure.

Tout dans l'homme est attente. L'amour regarde et tend toujours vers l'avenir puisque son oeuvre est l'oeuvre de notre perpétuation; le propre de l'amour n'est-il pas d'espérer? Tout être tend, non seulement à se maintenir dans son être, mais à se perpétuer, à être tous les autres sans cesser d'être lui-même, à étendre ses limites à l'infini mais sans les abolir.

Quelle est donc la structure de l'attente humaine?

Nous pouvons distinguer différents moments dans l'attente:

- **la finitude:** le fait de toujours attendre en questionnant notre avenir nous révèle notre finitude.
- **le néant:** l'attente nous situe devant le *"non-être"*. Ce que nous attendons n'existe pas encore.

- **la réalité:** notre question repose toujours sur un fond de croyance et la croyance est le moyen par lequel l'intelligence humaine vit sa relation métaphysique avec la réalité.
- **l'être:** l'attente humaine est la perpétuelle conversion de la réalité en être.
- **l'infinitude:** l'attente confiante est créatrice; elle apporte une grande satisfaction et elle nous fait sentir que nous sommes infinis.
- **l'ouverture sur l'essentiel:** celui qui sait attendre a une existence qui s'ouvre sur l'essentiel. C'est le fondement même de notre âme et de la Réalité.
- **la communauté:** l'attente humaine est une entreprise communautaire; elle est faite de promesses et de menaces. La pensée de la plupart des hommes est faite de doute et de désaccord. Leurs efforts pour penser positivement sont accompagnés d'arrière-pensées qui provoquent souvent des fautes d'orientation. Ces orientations négatives du destin viennent de ce que nous sommes trop attachés au but que nous poursuivons; nous y mettons trop d'efforts avec une volonté crispée. Ce qu'il y a de meilleur, poussé à l'extrême, ne devient-il pas nuisible? Si nous voulons atteindre le but fixé, il faut s'en approcher avec un esprit paisible et persévérant et une confiance à toute épreuve dans la victoire mais avec un esprit détaché.

> *"Ce que l'on souhaite dans sa jeunesse, on l'obtient en abondance avec l'âge."*
>
> – *Goethe*

Ce que nous redoutions autrefois et qui nous surprend aujourd'hui, attendait depuis des années l'occasion de se réaliser. Quelle ne fut pas ma surprise, un jour, lors d'une visite chez une dame que je n'avais pas revue depuis quelques mois, d'apprendre que son mari était décédé en octobre dernier. Elle me raconte qu'il avait été écrasé par son tracteur. *"Il a toujours eu peur d'être écrasé par son tracteur!"*, ajoute-t-elle. Cette peur, qu'il entretenait depuis plusieurs années, venait de se concrétiser. Que de fois nous prenons conscience qu'un événement que nous craignions, et auquel nous pensions souvent, se réalise. Ce que nous avons semé depuis longtemps arrive à maturité et se manifeste.

Quelles seraient les perspectives chrétiennes de l'espérance?

Dans la prière, l'homme vit l'attente et l'espoir à la fois. Dieu n'est pas seulement la garantie de notre espérance; il est aussi le support de notre existence actuelle. Cette mort quotidienne acceptée dans l'esprit du Christ est pleine d'espérance. Nous portons déjà en nous la création nouvelle comme l'exprimait si bien Teilhard de Chardin. Notre existence est promise à un avenir merveilleux mais encore faut-il l'aborder avec confiance.

L'espérance chrétienne est le fruit d'une *"régénération"* de notre nature acquise par la Résurrection du Christ. Elle surgit dans un être qui est doué pour le bonheur, capable de participer à l'Infinie Béatitude de Dieu. Elle se traduit par la conviction que rien n'arrive en vain, et que tout tourne au bien de celui qui aime. Quand les sentiments d'angoisse nous envahissent, l'espérance demeure la source de réconfort pour nous qui croyons. Cette espérance chrétienne est traduite magnifiquement par St-Paul lorsqu'il écrivait aux Romains:

> *J'estime, en effet, que les souffrances du temps présent ne sont pas à comparer à la gloire qui doit se révéler à nous. Car la création en attente aspire à la révélation des fils de Dieu; si elle fut assujettie à la vanité, non qu'elle l'eût voulu, mais à cause de celui qui l'y a soumise, c'est avec l'espérance d'être elle aussi libérée de la servitude, de la corruption, pour entrer dans la liberté de la gloire des enfants de Dieu. Nous le savons, en effet, toute la création, jusqu'à ce jour, gémit en travail d'enfantement. Et non pas elle seule; nous-mêmes, qui possédons les prémices de l'Esprit, nous gémissons aussi intérieurement dans l'attente de la rédemption de notre corps. Car notre salut est l'objet d'espérance et voir ce qu'on espère, ce n'est plus espérer. Ce qu'on voit, comment pourrait-on l'espérer encore? Mais espérer ce que nous ne voyons pas, c'est l'attendre avec constance.*
>
> *Romains, 8, 18-25*

Le futur authentique est donc celui de l'espérance qui situe l'existence en présence de son immortalité. Cette grande vertu d'espérance s'enracine dans une volonté humaine qu'anime l'universel appétit du bonheur capable de participer à l'Infinie Béatitude de Dieu.

PARTIE II

Le concept de mort à travers l'histoire et aux différents âges de la vie.

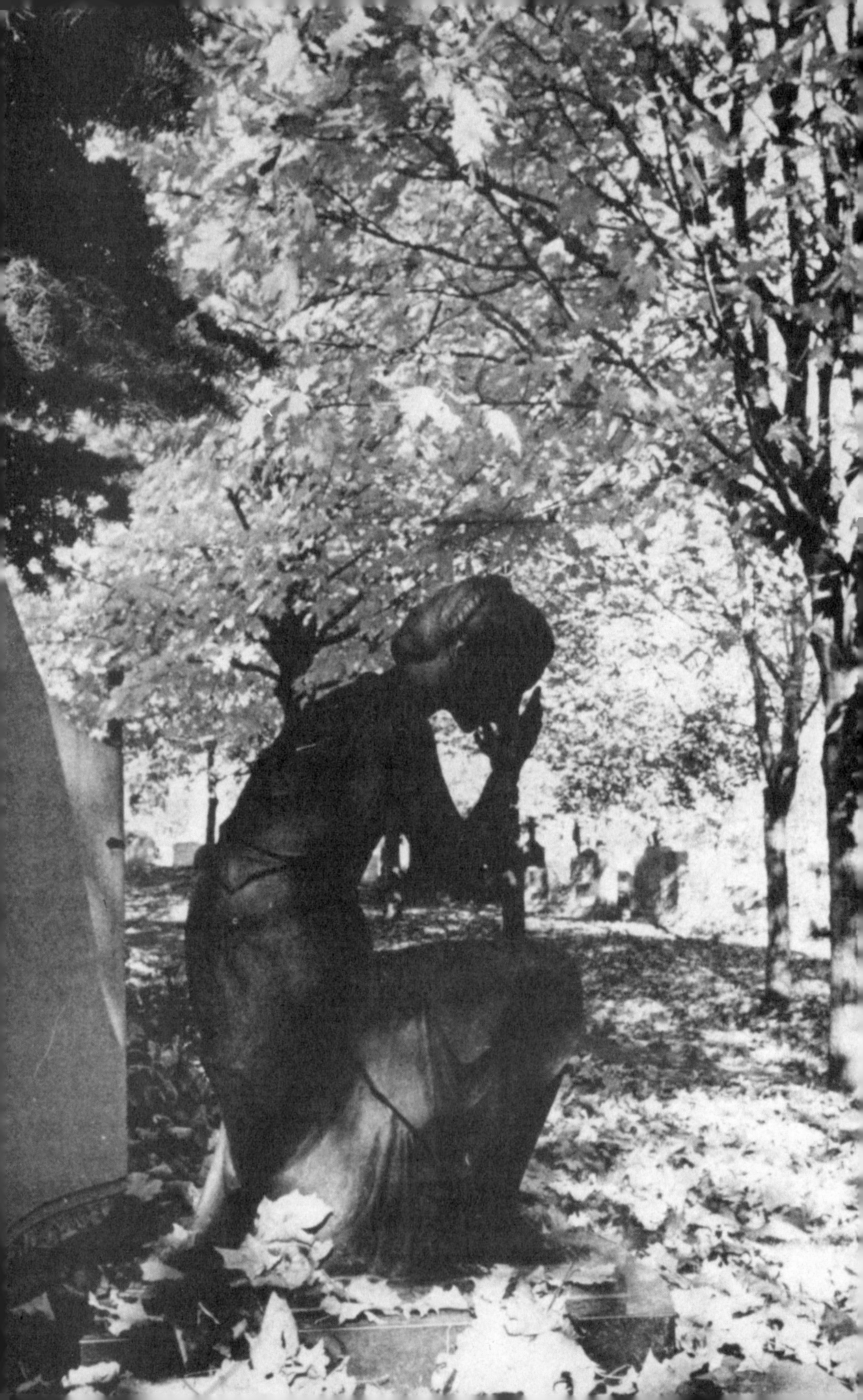

À supposer qu'en ce monde le bonheur soit infini, l'homme chercherait-il autre chose? Sans la souffrance, se rappellerait-il sa demeure éternelle? La douleur incite à se souvenir. Et la sagesse est le moyen de s'y soustraire.

Yogananda

Objectif général de la deuxième partie:

Prendre conscience de notre unité et de notre multiplicité. Nous sommes seuls et en même temps reliés à tous.

Objectifs spécifiques

- Rechercher le sens de la mort à travers l'histoire et connaître le point de vue religieux de la mort à travers: l'islamisme, le judaïsme, le protestantisme, le catholicisme et le bouddhisme.
- Identifier le concept de mort aux différents âges de la vie.
- Trouver la signification de la mort dans le suicide.
- Reconnaître le droit de l'homme à une mort digne.
- Connaître l'historique des soins palliatifs.

CHAPITRE DIXIÈME

La mort à travers l'histoire

L'image qu'une société se fait de la mort reflète le degré d'indépendance de ses membres; elle donne la mesure de leurs réactions, de leur autonomie et de leur vouloir vivre individuels.

Depuis cinq siècles environ, le concept de mort a passé par différents stades :

a) la danse des morts au XIVe siècle;

b) la danse macabre à la Renaissance;

c) le trépas du vieux débauché dans le confort de la chambre à coucher au XVIIIe siècle;

d) la bataille que livre le médecin aux spectres de la consomption et de la peste au XIXe siècle;

e) la médecine en la personne du médecin s'interposant entre le patient et sa mort, au milieu du XXe siècle;

f) la mort sous traitement hospitalier intensif.

La danse des morts

À partir du IVe siècle, l'Église combat la tradition païenne qui fait qu'on danse dans les cimetières. La mort était l'occasion de réaffirmer la vie. La danse avec les morts sur leur tombe était l'occasion de proclamer la joie d'être vivant. Ces coutumes ont duré mille ans.

Vers la fin du XIVe siècle, il semble que le sens de ces danses se modifie: la rencontre entre les vivants et les morts devient l'occasion d'une méditation introspective.

En 1424, est peinte sur le mur d'un cimetière parisien, la première *"Danse des morts"*. Nous y voyons le paysan, le pape, le clerc, la jeune fille, chacun dansant avec un cadavre. Chaque mort porte le symbole correspondant au rang de sa victime: une couronne pour le roi, pour le paysan, une fourche.

Dans les sociétés primitives, la mort résultait d'une intervention étrangère maléfique. La mort n'y était pas personnalisée. Elle était le résultat d'une mauvaise intention; ce pouvait aussi bien être le voisin envieux qui vous a regardé d'un mauvais oeil, que la sorcière, l'ancêtre, qui revient pour vous prendre, le chat noir sur votre chemin, etc. Pendant mon séjour en Amérique Latine, je me suis aperçue que certaines de ces pratiques existaient encore. Quand un enfant tombait malade, on attribuait souvent sa maladie au *"mauvais oeil"*.

Pendant tout le moyen âge chrétien et le moyen âge islamique, la mort devenait le résultat d'une intervention personnelle et intentionnelle de la divinité. Qui n'a pas eu en main ces fameux catéchismes en images où l'on peut apercevoir au chevet du moribond, l'ange et le démon qui se disputent l'âme du pauvre homme? Petit à petit, cette image de la mort se transformera et au XVe siècle apparaîtra ce qui sera appelé *"la mort naturelle"*.

En 1538, Hans Holbein le Jeune avait déjà publié le premier livre d'images de la mort qui allait connaître un immense succès: *"la danse macabre"* sur bois gravé. La mort, qui était une rencontre de tous les instants de la vie, est devenue l'événement d'un instant.

À chaque stade de son évolution, l'image de la mort naturelle a suscité un nouveau jeu de ripostes dont le caractère médical n'a cessé de s'accentuer. L'histoire de *"la mort naturelle"*, c'est l'histoire de la médicalisation, de la lutte contre la mort. La mort naturelle fait son entrée dans les dictionnaires. Une des plus grandes encyclopédies allemandes, publiée en 1909, la définit par ses contraires: *"La mort anormale est l'opposé de la mort naturelle parce qu'elle résulte de la maladie, de la violence ou de troubles mécaniques et chroniques."* Un autre dictionnaire déclare: *"La mort naturelle survient sans maladie préalable, sans cause spécifique."*

La mort devient au XXe siècle le point où le temps linéaire mesurable s'arrête et où l'homme affronte l'éternité, alors que durant tout le moyen âge elle avait été immanente à l'histoire. La prolifération des horloges symbolise ce changement qui s'opère dans les consciences. La mort n'est plus considérée comme la fin de tout, mais comme une rupture dans la séquence des événements.

Pendant les cinquante premières années de la gravure sur bois, ce sont les squelettes qui prédominent sur les pages titre des livres. La mort devenait une puissance naturelle qu'il convenait de maîtriser en apprenant l'art et la manière de mourir. *"Ars Moriendi"*, un des premiers manuels imprimés à être répandu, connut la faveur populaire pendant deux siècles.

La nouvelle image de la mort a contribué à réduire le corps de l'homme au rang d'objet. Jusqu'alors, le cadavre était considéré comme une personne. La loi lui reconnaissait un statut; le mort pouvait poursuivre en justice et être poursuivi. Les poursuites criminelles contre les morts étaient courantes. Le pape Urbain VIII, empoisonné par son successeur, fut exhumé solennellement, jugé pour simonie, condamné à avoir la main droite tranchée et à être jeté dans le Tibre.

L'arrivée de la mort naturelle a ouvert la voie aux nouvelles attitudes envers la mort et la maladie. Durant tout le Moyen âge, le corps humain avait été sacré. Mais, à la Renaissance, le cadavre devient un matériel d'enseignement et les autopsies sont autorisées.

Francis Bacon fut le premier à parler de la prolongation de la vie comme d'un nouveau devoir des médecins. Selon lui, la médecine a un triple office:

1° la préservation de la santé,

2° la guérison des maladies,

3° la prolongation de la vie.

La profession médicale a mis un siècle et demi avant de s'assigner la tâche de vouloir prolonger la vie.

La suppression des vieillards fut une coutume largement répandue et elle existe encore aujourd'hui chez l'Inuit qui, d'accord avec tous les siens, se laisse mourir doucement sur la glace. Les populations nomades, vivant de la chasse, avaient l'habitude de tuer leurs vieillards alors que les paysans les confinaient dans des réduits.

La médicalisation de la société a mis fin à l'ère de la mort naturelle. L'homme occidental a perdu le droit de présider à l'acte de mourir. La mort technique est victorieuse du trépas. La mort mécanique a conquis toutes les autres morts.

La source principale de la souffrance et de la mort n'est-elle pas le harcèlement technique?

Jean Ziegler, dans *"Les Vivants et la Mort"*, montre comment les médecins sont devenus les nouveaux maîtres de la mort. Autrefois, le médecin constatait la mort; aujourd'hui, le médecin tend à fixer, seul, l'instant du décès. De nouveaux critères apparaissent: non réceptivité et non réponse, absence de mouvements respiratoires, absence de réflexes, encéphalogramme plat. N'en résulte-t-il pas un nouvel impérialisme médical?

La médicalisation de la société aurait donc mis fin à la mort naturelle et au droit de présider à l'acte de mourir? Le recul indéfini de la mort ne compromet-il pas la capacité d'autonomie des hommes à réagir à la douleur et à la mort en leur donnant un sens?

Selon Illich, la médecine, en s'interposant entre l'humanité et la mort, lui aurait fait perdre le caractère d'intimité qu'elle s'était acquise des siècles auparavant. Nous pouvons dire que le pouvoir médico-technique sur la vie a créé un système de dépersonnalisation, de spécialisation et de fragmentation de la mort. L'approche scientifique prévalant, elle ne poursuit pas les mêmes buts que l'individu. La douleur et le deuil sont considérés comme des maladies, la vieillesse et la mort, comme des états pathologiques de l'existence. Le mourant devient un déviant de la sub-culture médicale et la mort, dans le contexte organisationnel de l'hôpital, un échec technique. La mort est rarement perçue comme faisant partie du cycle de vie.

L'étudiant en médecine n'est pas sensibilisé aux symboles de la mort. La première rencontre professionnelle avec le corps humain est le cours d'anatomie. L'étudiant apprend un langage et un point de vue sur les choses qui lui fournissent une façon technique de les expérimenter. Il voit la mort comme un problème de responsabilité médicale. Il ne possède pas cette dimension psychosociale de la mort; ses orientations techniques tendent à diriger l'étudiant vers une conception impersonnelle et purement biologique de la situation de mort. Il faut quand même être juste et affirmer que depuis quelques années, il y a un éveil chez les jeunes et les plus âgés face à cette réalité de la mort. Les mentalités changent, les prises de conscience se font plus nombreuses et on envisage la mort différemment. Une réflexion sur le soin à donner aux mourants est amorcée et l'approche globale qui s'intéresse à toute la personne est promue. L'apprentissage n'est plus axé seulement sur la sauvegarde de la vie, mais aussi sur la préparation à la mort. Les lacunes dans les écoles de médecine et d'infirmières tendent donc à être comblées. On s'aperçoit que les soins de la personne en phase terminale ne s'improvisent pas et qu'il faut une préparation, non seulement technique, mais psychologique et spirituelle.

Les programmes sur *"l'aide au mourant"* doivent tenir compte des implications philosophiques et pragmatiques de la mort. Le contenu des cours devra être relié aux modèles culturels et aux valeurs sociales afin que l'on parte du vécu et qu'on ne s'accroche pas à des données théoriques, impersonnelles et froides. Une participation active des étudiants au niveau de l'échange sur la mort permettra des implications pratiques pour pouvoir par la suite aider des personnes en phase terminale à vivre cette dernière étape de croissance. L'approche du mourant créant un impact émotif, l'étudiant aura besoin d'être supporté par les enseignants dans la prise en charge de cette responsabilité. L'étudiant initialise un processus par lequel il développe une conscience de sa propre mort et, à mesure qu'il perdra ses peurs face à cette éventualité, le tabou de la mort se dissoudra de lui-même.

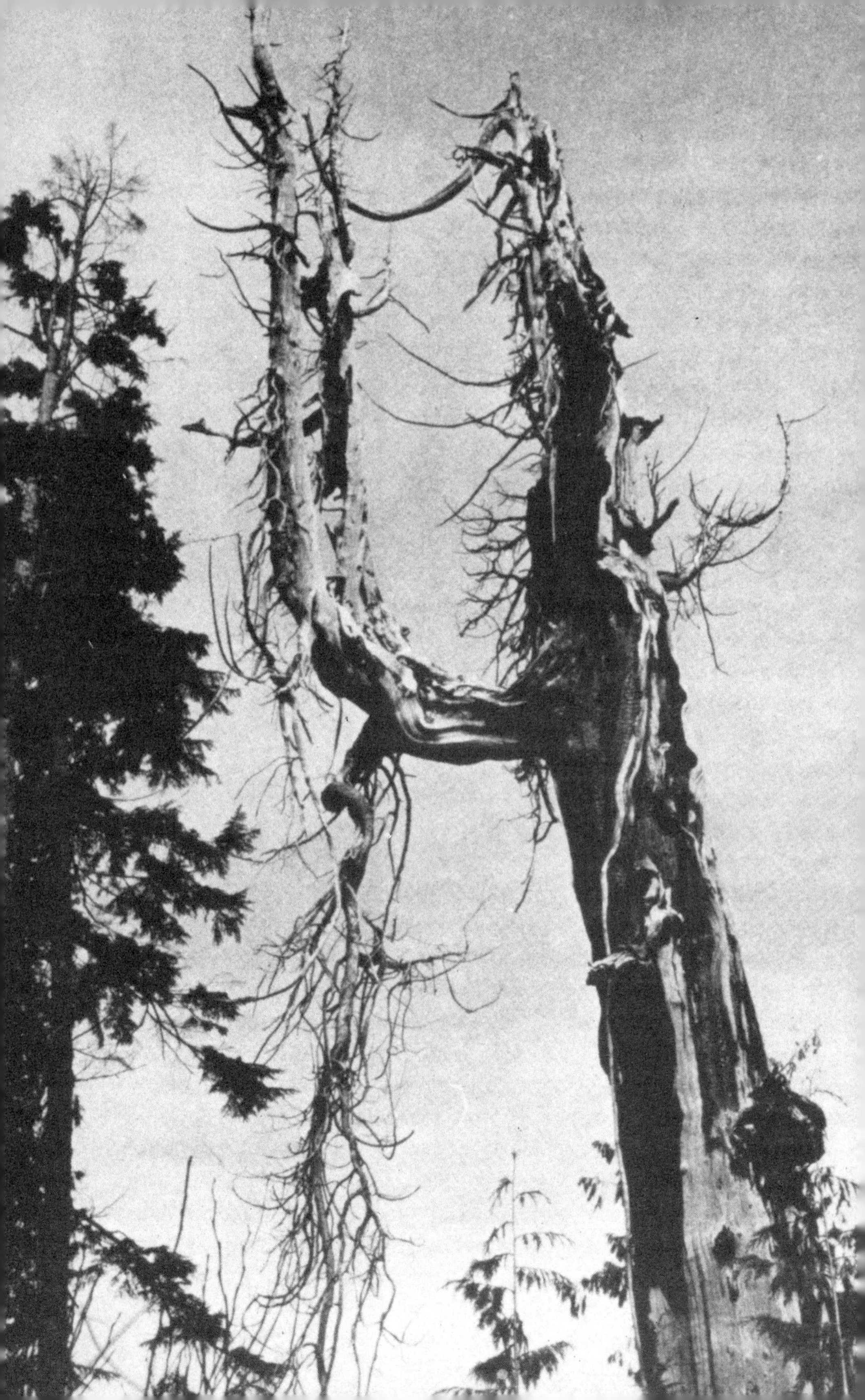

Lorsque sur mon corps (et bien plus sur mon esprit) commencera à marquer l'usure de l'âge; quand fondra sur moi du dehors, ou naîtra en moi du dedans, le mal qui amoindrit ou emporte; à la minute douloureuse où je prendrai tout à coup conscience que je suis malade ou que je deviens vieux; à ce moment dernier, surtout, où je sentirai que je m'échappe à moi-même, absolument passif aux mains des grandes forces inconnues qui m'ont formé; à toutes ces heures sombres, donnez-moi, mon Dieu, de comprendre que c'est Vous (pourvu que ma foi soit assez grande) qui écartez douloureusement les fibres de mon être pour pénétrer jusqu'aux moëlles de ma substance pour m'emporter en Vous.

Teilhard De Chardin

CHAPITRE ONZIÈME

La mort: le point de vue des cinq grandes religions

Toutes les grandes religions se sont intéressées au problème de la mort. Nous étudierons ici, tout spécialement la mort au point de vue religieux chez cinq grandes religions.

LE POINT DE VUE MUSULMAN

Le musulman, depuis sa plus tendre enfance, a appris à vivre avec la mort comme faisant partie intégrante de la vie. Il a appris à se préparer à la mort et à l'affronter seul. L'Islam n'a pas de clergé; chaque homme est son propre prêtre. Le mourant sait qu'il va se trouver face à face avec Dieu, mais il sait que ce Dieu, qu'il va rencontrer, est le Compatissant, le Miséricordieux, qu'Il ne le jugera pas en termes d'hommes, qu'Il voit dans le plus secret du coeur. Goethe a bien défini cette sérénité musulmane dans ses *"conversations"* avec Ackermann:

"Les musulmans assurent leur jeunesse dans cette conviction, qui est un principe de leur religion, qu'il ne peut rien arriver à l'homme qui ne soit établi depuis longtemps par un Dieu Tout-Puissant. Ils sont ainsi armés et apaisés pour toute leur vie."

Qu'est-ce que l'Islam?

Le prophète Mohammed s'est toujours défendu de vouloir fonder une nouvelle religion. Il a toujours dit:

"Je ne suis pas venu fonder une nouvelle religion, mais établir, dans sa pureté originelle, l'enseignement d'Abraham, de Moïse et de Jésus."

Nous pouvons lire dans le Coran:

"Rien ne t'est dit, ô Mohammed, qui n'ait été dit aux apôtres qui t'ont précédé."

Un autre verset:

"À Moïse, nous avons donné la Thora; à Jésus, nous avons donné l'Évangile; ils sont la lumière et le chemin; le Coran n'est pas autre chose."

Le Coran ne connaît pas de séparation entre le temporel et le spirituel. Tout est dans l'unité. Ainsi, la mort n'est pas une coupure dans cette unité. Le musulman, qui affronte la mort, sait que c'est un passage, une étape et que la vie continue. Il accepte la parole de Dieu; il sait que cette vie sera meilleure que la présente; il fait confiance.

Comment un musulman peut-il aider un mourant?

Pour le musulman, aider un mourant, c'est lui assurer la paix pendant ses derniers instants. On ne cherchera pas à prolonger la vie du malade par des traitements spéciaux. Après la mort, on fait les ablutions du corps, sauf quand le mort est un martyr. Le martyr est celui qui est mort au cours d'une *"guerre sainte"*. Cette guerre sainte correspond au droit de défendre par la force sa foi contre un agresseur. Mais il y a une extension: est considérée comme sainte, la lutte que nous livrons tous les jours, celle de chaque croyant qui parcourt le monde pour porter la parole de Dieu. Si ce croyant meurt dans l'exercice de ses fonctions, il est enseveli comme un martyr. Le corps n'est pas lavé; il sera enterré avec les vêtements dans lesquels il est mort. On l'étendra sur un morceau de tissu, la tête tournée en direction de La Mecque, puis il sera déposé à même la terre dans un cercueil.

Il est conseillé de prier, mais ces prières sont surtout destinées aux parents et amis qui se consolent de cette façon. Il est dit, dans le Coran: *"Pense à l'heure où aucune âme ne pourra intercéder pour une autre."* Une fois en présence de Dieu, le mort n'a plus aucun intercesseur et il sera jugé d'après son âme et son coeur.

En quoi consiste la prière des morts?

Cette prière consiste uniquement en louanges à Dieu. Elle est dite par le père du défunt ou par un proche parent: *"Dieu, aie pitié des vivants et des morts. Tu l'as fait naître; tu l'as pris à toi; tu connais les secrets de son âme; tu connais les secrets de son coeur. Nous sommes réunis ici et nous te demandons miséricorde."*

Les larmes et les pleurs ne sont pas admis parce qu'ils dérangent la paix du mort.

Le Prophète disait: *"Ne soyez pas des adorateurs de tombes."* Quand le musulman est mis en terre, aucun monument n'est érigé au-dessus de l'endroit où il repose. En ce qui concerne l'incinération, il y a une interprétation fondée sur un verset du Coran, où il est écrit: *"Aucune atteinte à l'intégrité de l'oeuvre de Dieu."* Les chefs religieux en ont déduit que l'incinération ne devait pas avoir lieu ainsi que le prélèvement d'organes, en raison de ce même verset.

Le musulman affirme que l'homme vivra après la mort mais qu'il ne recevra sa récompense ou son châtiment qu'au jour de la résurrection. Il a la conviction et la foi profonde que ce jour arrivera. C'est pourquoi les cérémonies funéraires sont entourées de simplicité et de recueillement.

En quoi consiste l'achèvement de la vie humaine pour le musulman?

Elle revêt deux formes distinctes:

- la première est l'achèvement final de l'être, la mort inévitable, la loi universelle;
- la deuxième forme est celle d'un achèvement dont l'avénement peut être une fonction de nos actes. L'observation de

certaines recommandations islamiques, parmi lesquelles on peut citer: l'aumône, l'attention spéciale aux droits des parents et des proches, la charité, la prière et les règles d'hygiène, peut en modifier l'issue.

Selon le professeur Chaline, les 50 millions de musulmans dans le monde ne se laissent jamais faire; ils affrontent la mort avec la même sérénité qu'ils affichent dans la vie.

LE POINT DE VUE ISRAÉLITE

En hébreu, le mot *"vie"* n'existe pas. Pour dire *"la vie"*, on emploie l'expression *"rah'im"* qui signifie *"les deux vies"*, comme si l'apparition même de la vie impliquait un passage sur terre et une survie dans un autre monde qui n'a rien de commun avec la vie sur terre.

Comment l'israélite définit-il la mort?

Pour définir la mort, il commence par expliquer l'homme. La vie de l'homme se définit essentiellement comme étant une option dans un comportement. C'est la période où l'être humain est capable de choisir, de vouloir, de prendre des responsabilités. La terre est donc, selon le Rabbin Emmanuel Chouchena, le seul endroit où nous pouvons exercer notre volonté par rapport à un monde qui nous est confié en gestion. La vie sur terre est un monde de choix; l'autre monde est une vie de béatitude, le passage sur terre se trouve donc être la seule occasion qui soit donnée à l'homme de maîtriser son bonheur. C'est ainsi que, dans un traité appelé le *"Traité des Pères"*, il est dit:

"Une heure de pratique du bien et de retour vers Dieu sur terre vaut mieux que toute l'éternité du monde futur. Et une heure de béatitude dans le monde futur dépasse en intensité toute la béatitude que l'on peut atteindre sur terre."

Le judaïsme enseigne essentiellement que la vie est une occasion unique donnée aux hommes de s'insérer dans l'histoire du monde et par conséquent, toute préoccupation autre que celle concernant la vie semble être, pour l'israélite, une perte de temps. C'est ce qui fait que, normalement, le juif se préoccupe beaucoup plus de sa mort que de sa vie; il s'occupe pendant sa vie d'assurer ce qu'il sera après sa mort puisqu'il sait, qu'une fois mort, il ne peut plus rien et que personne ne peut plus rien pour lui. D'un côté, il y a l'éternité, de l'autre, un passage éphémère; mais le passage éphémère sur terre vaut au niveau du mérite. La Thora, ce texte révélé à Moïse, dit que Dieu tient responsables les parents pour les fautes commises par leurs enfants jusqu'à la troisième génération. Il implique donc que chaque personne juive soit consciente des options qu'elle prend dans la vie et que sa responsabilité s'étend à sa zone d'influence. Si, par exemple, un parent a mal éduqué son enfant et que celui-ci tourne mal, il se sent responsable des gestes posés et, si cela continue avec les petits-enfants et arrière petits-enfants, la responsabilité du parent se trouve engagée d'autant. D'après l'israélite, Dieu ne jugera une personne qu'après avoir vu comment réagiront ses descendants jusqu'à la quatrième génération.

La préoccupation de l'israélite est donc de réussir sa vie et d'essayer constamment de réaliser la volonté de Dieu par l'étude. Toute sa vie sera donc axée sur l'étude et la prière pour demander à Dieu l'assistance dans les décisions à prendre. Quand le juif est confronté à une situation difficile qu'il ne comprend pas, il lui est demandé de faire confiance à Dieu.

Quel est ce rituel que le juif pratique dans des situations extraordinaires?

Il y a un geste qui se pratique et qui consiste à déchirer un vêtement. On essaie de catalyser autour de ce geste toute une mentalité, toute une façon d'être; mais il faut s'arrêter là. Il y a une déchirure qui symbolise l'événement que nous vivons et nous l'avons confirmé par ce geste, puis nous l'oublions. Le respect de l'intégrité du corps humain est impératif dans le judaïsme.

Comment ensevelit-on le corps?

Immédiatement après la mort, pour éviter une décomposition trop rapide, on étendra le cadavre à même le sol; on mettra de la glace artificielle sur le corps pour freiner sa décomposition. On pratiquera la toilette mortuaire avec une équipe de personnes religieuses qui réciteront les prières d'usage et le corps sera mis dans un linceul. On récitera des versets de la Bible.

Comment vit-on le deuil chez le Juif?

Les personnes en deuil sont astreintes, pendant sept jours, à ne pas sortir de leur maison, à vivre dans la contrition la plus totale, à s'asseoir à même le sol ou sur un tabouret assez bas, à ôter leurs chaussures. Le premier repas après les funérailles n'est pas préparé par la personne en deuil; il est offert par des amis. On l'appelle *"le repas du réconfort"*. Vient ensuite une période de trente jours où l'on reprend les habitudes de vie normale et où l'on sort de chez soi. Les hommes garderont leur barbe pendant ces trente jours en signe de deuil. Pendant la première année qui suit le décès, le deuil sera gardé, mais moins rigoureusement. Les textes du **Talmud** disent que, pendant un an, la présence de l'âme du défunt est ressentie avec une acuité particulière par sa famille. C'est pourquoi dans certaines communautés, on attend un an avant de mettre une pierre tombale. Les textes disent encore que les hommes parfaits n'ont pas besoin de grandes épitaphes; leurs actions perpétuent leur souvenir. Pendant cette période d'un an, les enfants en deuil réciteront, chaque fois qu'ils assisteront à un office, une prière qui, dans son texte, ne comporte aucune allusion à la mort: le *"Kebich"*. Ce texte ne fait que crier la grandeur de Dieu.

La mort dans le judaïsme est donc considérée comme un passage. Le Talmud dit: *"Mourir ne fait pas plus souffrir qu'ôter un poil dans la soupe; ce n'est rien."* Mais la vie est quelque chose d'infiniment important.

Judas Halevy écrit, dans un poème: *"Mon Dieu, lorsque je m'approche de toi, ma vie est dans ma mort; si je venais à m'éloigner de toi, encore vivant, je serais déjà mort."*

La réflexion du judaïsme nous indique que l'homme est sécurisé par la conscience de la présence de Dieu qui assure que le monde n'est pas appelé à vivre une aventure quelconque mais seulement l'aventure que Lui a décidé qu'il vivrait.

LE POINT DE VUE PROTESTANT

"La foi chrétienne tient essentiellement dans la conviction que la parole – suivant laquelle nous avons voulu vivre ici-bas – la parole de Dieu, est une parole qui n'est pas détruite par la mort."
- M. le Pasteur André Dumas

"Rien ne pourra nous séparer de l'amour de Dieu montré en Jésus-Christ, ni la vie, ni la mort."
– Chapitre 8 de l'Épître de Saint Paul aux Romains

La mort est normale; elle peut être bienheureuse dans la mesure où l'homme a accompli, dans le temps fini de la vie qui lui était donnée, l'oeuvre qu'il s'était proposée.

La mort des patriarches a toujours été une mort paisible. Ils se reposaient de leur oeuvre qui les suivait dans la mémoire de ceux qui avaient cru à la validité de ce qu'ils avaient vécu.

La mort normale, c'est la reconnaissance que nous sommes un vivant parmi les vivants. Lorsque nos programmes biologique et affectif sont accomplis, nous pouvons nous détacher. S'il est normal que les feuilles meurent pour que l'humus de la terre soit fourni, il est aussi normal que les hommes meurent pour que d'autres générations surviennent. Tout en étant normale et nécessaire, cette mort est scandale parce qu'elle est une rupture entre ceux qui ont en commun un amour, un échange, une conversation, une présence. C'est pourquoi elle est le plus grand drame de toute existence humaine. Les deux paroles de Jésus en croix nous aident à comprendre les étapes qu'il nous faut envisager.

La première parole: *"Mon Dieu, pourquoi m'as-tu abandonné?"* est le constat lucide de la venue de la mort dont il ne peut être délivré.

La deuxième parole: *"Je remets mon souffle entre tes mains."* est l'affirmation de la confiance mise dans la parole de Dieu qui n'est pas anéantie dans ce temps de ténèbres de la mort.

Edgar Morin, dans son livre *"L'homme et la mort"*, parle du retour du corps de l'homme aux quatre éléments constitutifs du cosmos: l'enterrement qui est le retour à la terre, l'incinération, le retour au feu, l'immersion, le retour à l'eau, et l'exposition, le retour à l'air.

Quel est le sens de l'enterrement dans la tradition protestante?

Selon la tradition protestante, l'enterrement est une occasion d'action de grâces personnelle pour ce qu'a été cette personne qui vient de nous quitter. C'est l'expression de la miséricorde de Dieu, l'attestation de l'amour de Dieu au moment de la douleur de l'homme et l'annonce de la résurrection ultime.

Qu'est-ce qui différencie le protestant du catholique dans cette pratique?

Il n'y a pas, dans le protestantisme, de *"message de mort"*; il n'y a pas de doctrine du purgatoire, ni de pratique d'invocation des saints capables d'aider les morts. Selon le protestant, quand un homme est mort, il est désormais remis entre les mains miséricordieuses et bonnes de Dieu. Il n'est plus dans les mains de l'homme. Or, l'Église est du côté de l'homme. Elle n'est pas à la place de Dieu. Le pouvoir de l'Église s'exerce pendant que l'homme est chez les vivants. À partir du moment où un homme est mort, il est remis entre les mains de Dieu. Ce face à face avec la mort, c'est un face à face avec une mort vaincue. C'est le sens du crucifix dans la grande tradition orthodoxe. Les croix orthodoxes portent un crucifix en gloire et non pas un Christ souffrant. C'est la contemplation d'une mort qui a été vaincue par la fidélité que Dieu a eue par rapport à son Fils quand il dit: *"Je n'ai pas pu l'oublier dans les liens de la mort et je l'ai ressuscité en annonce à la résurrection de tous les hommes."*

LE POINT DE VUE CATHOLIQUE

Comment expliquer le comportement de l'Église et des chrétiens à l'égard de la mort?

La foi du chrétien transfigure la mort. La foi en la résurrection du Christ est essentielle au christianisme: *"Si le Christ n'est pas ressuscité, vaine est notre foi."*

Cette foi en la résurrection donne aux premiers chrétiens un courage surhumain pour affronter les supplices de la mort. C'est par milliers, aux premiers siècles de notre ère, que des chrétiens ont donné leur vie en témoignage de leur foi au Christ mort et ressuscité pour nous.

En visitant les catacombes romaines, nous pouvons y voir les fresques et les inscriptions gravées sur les sarcophages proclamant cette foi, non seulement en l'immortalité des âmes, mais en la résurrection des corps au jour de la manifestation du Christ.

Comment le chrétien considère-t-il la mort?

Il considère la mort comme un sommeil dont le Christ le réveillera. La vie de l'esprit se poursuit ailleurs, dans de nouvelles conditions, pendant que le corps attend le jour de la résurrection. Les cérémonies d'inhumation du cadavre rappelleront et exalteront la survie personnelle du défunt. La liturgie rappellera les purifications nécessaires aux pécheurs avant de parvenir à la vision béatifique, d'où l'importance de cette liturgie de l'Eucharistie qui renouvelle le sacrifice rédempteur du Christ au profit du défunt. L'Église, à qui le Christ a confié, en la personne des apôtres et de leurs successeurs, le pouvoir de lier ou de délier les péchés, donnera une dernière absoute, après quoi, elle entonnera un chant d'espérance: *"Que dans le paradis te conduisent les anges..."*

Depuis vingt siècles, la liturgie des Églises chrétiennes n'a cessé d'entourer le mort du respect dû à son corps, qui fut le temple du Saint Esprit, et de consoler les vivants en leur rappelant la vie éternelle à laquelle ils sont destinés.

“Si tant d’hommes acceptent volontiers le risque de la mort, c’est que, pour eux, le sens et la fin de la vie ne consistent pas à s’incruster, à s’enliser dans le charnel, le sensible, l’immédiat, mais bien à les dépasser dans un élan qui débouche au-delà.”

–Père Riquet

C’est donc par amour de la vie que le chrétien affronte la mort, mais une vie qui est vivante relation à Celui qui est principe et fin de toute existence. Cette mort tend à réaliser une totale unité avec Dieu. Pour celui dont la vie est amour, l’éternité est déjà commencée.

Quel intérêt le cadavre a-t-il pour le chrétien?

L’inhumation a été, dès le début, le mode habituel d’ensevelissement des morts, mais rien n’interdit la crémation qui était pratiquée couramment en temps de peste ou de guerre. Le cadavre n’a finalement qu’un intérêt secondaire. Plusieurs personnalités sont passées et, même si nous n’avons aucune trace de leur corps physique, elles sont toujours très présentes. Le tombeau vide du Christ n’est-il pas depuis 2 000 ans le centre de rayonnement le plus extraordinaire? La résurrection arrache l’homme à la mortalité en transformant ainsi son univers. La foi affirme, la foi attend, la foi espère la venue de *"cieux nouveaux"* et *"d'une terre nouvelle"* où toute larme sera tarie et la mort à jamais dépassée pour l'homme tout entier, corps et âme, et pour l'univers dont il est humainement inséparable.

Que veut désigner la foi chrétienne dans le Christ de la résurrection?

La foi chrétienne désigne *"l'Homme nouveau"* par excellence, Celui qui a été Porteur par sa victoire sur la mort de notre achèvement. Ce programme nouveau, inconnu jusqu'alors, doit faire passer les hommes et l'univers de l'état d'anéantissement de la mort à l'état de glorifié, donc à la suppression de la mort. Étant le seul à briser les verrous de la mort, il contient en Lui seul, et pour nous, la nouveauté merveilleuse de la résurrection. En Lui seul s'est dévoilée la puissance infinie de Dieu dans son Amour.

Comment le christianisme se définit-il?

Le christianisme se définit par la confession, le culte, l'attente, le désir de Celui qui, seul, arrache l'homme tout entier à l'empire de la mort, Celui qui conduit la création jusqu'à la Plénitude.

Le Suprême mutant de l'histoire n'est jamais englouti dans la nuit des temps. Il est célébré comme le Premier-né d'entre les morts. Le Christ de la résurrection n'est singulier à ce point dans le cours de l'histoire que parce qu'il est d'abord Unique en son Éternité.

LE POINT DE VUE BOUDDHISTE?

Le bouddhisme enseigne que l'on dépend de soi-même pour gagner la libération. La libération est l'atteinte de l'état suprême: le *"Nirvãna"*.

La paternité de Dieu, figurée par un Dieu personnel, est la pierre angulaire de la théologie chrétienne. La pierre angulaire du bouddhisme, de même que de l'hindouisme, est la croyance à une loi universelle appelée en Occident *"loi de cause à effet"*, en Orient, c'est *"la loi du Karma"*. *"Ce que vous semez, vous le récolterez."* dit le Bouddha et Saint Paul écrivait plus tard: *"L'homme récolte ce qu'il a semé."* Le seul salut, pour le bouddhiste, c'est celui qu'il peut gagner par son effort personnel après d'innombrables vies d'évolution spirituelle.

Quel est le sens de la mort pour le bouddhiste?

Il se sert de la mort comme d'une porte pour entrer dans des vies heureuses futures jusqu'à la libération complète. La vie, pour lui, se compose d'une suite d'états successifs de conscience entre la conscience-naissance et la conscience-mort. L'intervalle entre les deux stades est l'état de transformation. Réaliser le *"vide"*, c'est devenir un Bouddha, *"celui qui connaît"*. Les deux sentiers sont celui de la **Sagesse** et celui de l'**Ignorance**. Le premier mène au Nirvãna; le deuxième, à la ronde des vies dans l'existence charnelle. Le bouddhisme, l'hindouisme et le christianisme sont d'accord pour affirmer que la destinée de l'homme se décide sur la terre.

Comment le bouddhiste assiste-t-il le mourant?

Quand la respiration est sur le point de cesser, l'assistant comprime les artères du cou pour que le mourant ne devienne pas inconscient et qu'il puisse diriger sa conscience dans la bonne voie, car la dernière pensée qui prédomine, au moment de la mort, détermine l'avenir, puisque l'existence, le *"karma"* est une transformation continue d'un état de conscience à un autre. La pression exercée sur les artères dirige la sortie du courant vital *"le Prana"*. Pendant que la conscience individuelle existe encore, le rituel doit entretenir de bonnes pensées pour obtenir une mort favorable qui amènera une renaissance heureuse.

Quel est le rituel funéraire?

Dès que la personne est décédée, on jette un drap blanc sur la figure et personne ne touche plus au corps avant trois ou quatre jours afin de ne pas interrompre la séparation complète du corps et de l'esprit. Le défunt ne réaliserait pas avant cette période de temps qu'il n'a plus son corps. Le Lama ferme les portes et les fenêtres de la pièce où repose le défunt et il exécute une psalmodie mystique pour permettre à l'esprit du mort de trouver le chemin. Après avoir commandé à l'esprit de quitter son corps, son attachement à ses proches et ses biens, le Lama examine le dessus de la tête à l'endroit où les deux pariétaux se rejoignent – endroit appelé ouverture de Brahma – afin de déterminer si l'esprit est bien sorti comme il le devait.

Cette cérémonie dure environ une heure. Pendant ce temps, le Lama astrologue a été appelé pour l'horoscope de la mort (basée sur l'heure de la mort), afin de déterminer:

- quelles personnes doivent toucher le corps,
- la meilleure manière dont on doit le disposer,
- le temps et le mode de funérailles,
- la sorte de rites qui doivent être exécutés pour le bénéfice du défunt.

Alors, le corps est attaché en position assise, semblable à celle des squelettes ou momies trouvés dans des tombes anciennes. Cette position, appelée embryonniforme, symbolise la naissance hors de cette vie à une vie au-delà de la mort. Le corps, ainsi disposé, est placé dans un coin de la chambre mortuaire. Les parents et amis prévenus de la mort se réunissent à la maison mortuaire où ils sont logés et nourris jusqu'à ce que le corps soit enlevé. On offre, à l'esprit du mort, sa part de nourriture à chaque repas. La nourriture est placée dans un bol en face du corps, et elle est ensuite jetée.

Après avoir emporté le corps pour les funérailles, une effigie du défunt est mise dans le coin de la chambre qui fut occupé par le corps, et devant cette image, on continue à déposer de la nourriture jusqu'à l'expiration du quarante-neuvième jour.

Pendant les rites funéraires, des Lamas chantent nuit et jour pour aider l'esprit du défunt à atteindre le paradis.

> *"Ô fils noble, le temps est venu pour toi de chercher le sentier. Ton souffle a cessé, ton Guru t'a placé face à face avec la Claire Lumière. Et maintenant, tu vas connaître, dans sa réalité, dans l'état du Bardo où toutes choses sont comme le ciel vide et sans nuage, et où l'intelligence nue et sans tache est comme vacuité transparente sans circonférence ni centre. À ce moment, connais-toi toi-même et demeure dans cet état."*

Comment dispose-t-on du corps du défunt?

Par suite du manque de combustible pour les crémations, on portera le corps sur le haut d'une colline et il deviendra la proie des oiseaux. Si le corps est celui d'une personne dont la famille peut faire la dépense d'un bûcher, on fera la crémation. Dans certains districts éloignés, on inhume le corps dans la terre. Pour le Dalaï-Lama et le Tashi-Lama et quelques autres grands personnages ou saints, on pratique l'embaumement d'une manière très semblable à celle de l'Égypte antique. Le corps est mis dans une boîte de sel de marais pendant trois mois, jusqu'à ce que le sel ait absorbé tous les liquides du corps. Le corps bien desséché est enduit d'une substance ressemblant à un ciment, composée de glaise, de bois de santal pulvérisé, d'épices et de drogues. Ce mélange en durcissant adhère à la peau. À la fin, on recouvre le corps d'une peinture d'or liquide et la momie est déposée dans une sorte de temple. Devant ces momies, on prie et brûle de l'encens. Des rites compliqués sont accomplis à la manière du culte des ancêtres chinois et japonais.

En quoi consiste le bouddhisme?

Bouddha était un prince de sang royal. Il quitta son foyer à 29 ans. Il se retira en méditation durant sept années et il revint vers son peuple pour le délivrer de la douleur. Il enseignait que toute existence n'est que douleur et que la douleur vient du désir. Le détachement est donc impératif pour vaincre son désir. Il fonda plusieurs monastères et les moines vivaient de la charité d'autrui. Bouddha l'Illuminé, le Parfait, est considéré comme un sauveur.

Le bouddhisme a pour but *"l'état de Bouddha"* qui est la totalité de toutes les lois qui gouvernent les faits de la vie et dont la reconnaissance vivante constitue l'illumination.

Le bouddhisme du Nord se distingue de celui du Sud par sa hiérarchie organisée de prêtrise, son rituel, sa doctrine, ses adorations et ses offices rappelant ceux des chrétiens. Dans le bouddhisme du Sud, l'organisation de prêtrise est plus libre. Le Dalaï-Lama est le Roi-Dieu et le Tashi-Lama est la tête spirituelle la plus élévée du Lamaïsme.

Quelle est la différence entre le bouddhisme et le christianisme?

Le bouddhisme est une religion sans Dieu personnel. Pour le bouddhiste, derrière les apparences, il n'y a que le vide. Celui qui a compris le caractère illusoire de toutes choses a atteint la lumière absolue et pour celui-là, la mort n'est rien puisqu'il est, d'une certaine façon, déjà mort aux illusions de ce monde qu'il appelle "*maya*". Il ne considère pas la mort comme une fin absolue. Elle n'est qu'une initiation à une forme de vie qui diffère de la vie que l'on vient de terminer.

La doctrine de la réincarnation contraste avec celle de la résurrection. Le christianisme a écarté cette croyance ancienne et répandue pour n'admettre qu'un seul univers, une seule vie terrestre et une vie unique dans le corps de la résurrection.

Le deuxième concile de Constantinople, en 553, rejette cette croyance en la réincarnation et proclame: "*Quinconque soutiendra la doctrine mythique de la préexistence de l'âme et en conséquence l'opinion surprenante de son retour, qu'il soit anathème.*" Origène fut excommunié 299 ans après sa mort en raison de ses croyances en la réincarnation. Il avait écrit: "*Qu'il y ait certaines doctrines cachées à la multitude et qui sont révélées après que les doctrines exotériques aient été enseignées, n'est pas une chose particulière à la chrétienté. Cela existe aussi dans les systèmes philosophiques qui contiennent certaines vérités exotériques et certaines vérités ésotériques.*" Origène était véritablement chrétien malgré sa condamnation comme hérétique. Il considérait donc les doctrines de la renaissance et du karma comme pouvant être chrétiennes.

Les doctrines occidentales diffèrent grandement du bouddhisme et des autres religions orientales, et les points les plus marquants sont les suivants:

1) la vie unique sur la terre suivie d'un paradis ou d'un enfer sans fin;

2) le pardon des péchés obtenu par le sacrifice du sang du Sauveur;

3) le fait unique de l'Incarnation divine représentée par le fondateur du christianisme;

4) la dépendance à un pouvoir extérieur ou Sauveur.

CHAPITRE DOUZIÈME

La signification de la mort chez l'enfant

La civilisation nous a éloignés des choses de la nature en devenant de plus en plus urbaine. Auparavant, l'enfant percevait la signification naturelle de la mort des êtres vivants: plantes, animaux et humains. Il n'était pas rare, dans les familles nombreuses, que l'enfant ait eu l'occasion de voir mourir un frère, une soeur, un petit chat adoré ou un petit chien. La mortalité infantile étant plus élevée il y a trente ans et plus, elle faisait donc partie de la réalité de la vie. Aujourd'hui, en Amérique du Nord, les temps ont changé; nous vivons plus longtemps, dans un plus grand confort et c'est devenu plus difficile, pour les parents, de parler à leurs enfants des grandes réalités de la vie.

N'existe-t-il pas une certaine incompatibilité entre l'enfance, qui est un espoir de vie, et la réalité de la mort?

Elle existe, cette incompatibilité, selon le sens que nous voulons bien donner à la perte d'un enfant à un âge prématuré. L'enfant qui va mourir représente un objet destructeur pour ses parents, ses médecins, pour tous ceux qui le soignent. Ces enfants sont des agresseurs; ils nous menacent. Un enfant ne peut pas mourir! Ne sommes-nous pas démunis devant un enfant qui va mal?

Pendant mes quatre ans et demi de travail à l'hôpital Ste-Justine de Montréal, à l'unité des soins intensifs, une jeune enfant de neuf ans souffrait d'une maladie terminale et j'étais avertie, par le médecin soignant, de ne pas faire de code de réanimation pour cette enfant. elle a eu un arrêt cardiaque et j'ai oublié la consigne du médecin. J'ai fait le code: l'équipe de réanimation est donc venue prolonger cette petite vie. En analysant ma réaction de vouloir la faire vivre à tout prix, j'ai compris qu'il m'était difficile d'accepter cette mort si prématurée et que mon travail m'incitait à faire vivre et non à laisser mourir. Pourtant, j'oubliais, à ce moment-là, que la vie peut prendre toutes les formes et qu'une promesse de vie ne s'éteint pas avec la mort physique. J'ai eu à aider bien des parents à accepter la mort de leur enfant, après avoir fait d'abord le cheminement moi-même, car j'aimais ces enfants que je soignais avec le plus d'amour possible, et il était pénible de les voir partir après quelques mois d'efforts de guérison. J'ai pu constater, à maintes reprises, que tant que les parents n'avaient pas accepté la mort de leur enfant, celui-ci ne partait pas; il attendait leur consentement.

Quelle image l'enfant se fait-il de la mort?

L'image que l'enfant se fait de la mort varie avec son âge et son développement.

L'enfant de **moins de quatre ans** se représentera la mort comme un sommeil. L'enfant de cet âge est incapable d'abstraction. Il est donc difficile pour lui de se faire une image de la mort.

Vers quatre ou cinq ans, il commence à vivre l'angoisse de la séparation. La maman qui va reconduire son enfant dans une garderie ou à la maternelle a droit, quelquefois, à une bonne *"petite crise"* lors des premières séparations. L'enfant a conscience d'une coupure: c'est en quelque sorte la fin de la relation de petit bébé et il passe à une autre étape où il aura à être plus autonome. Il commence à vivre d'autres réalités; il doit accepter d'avancer.

Vers sept ou huit ans, l'enfant a besoin de fantaisie et il ira même jusqu'à jouer avec l'idée de la mort. Le fusil le fascine comme jouet et les histoires de fantômes l'enchantent. Il aimera jouer à la mort avec ces petits compagnons. Qui n'a pas entendu dire à un autre enfant:
–*"T'as pas le droit de bouger, t'es mort!"*?

Les jeux de *"cow-boys"* sont très populaires à cet âge. Les films de guerre sont captivants surtout lorsque les soldats savent bien manier la mitraillette.

Vers dix ou onze ans, l'enfant est en mesure de prendre conscience que la mort est universelle et irréversible. Mais selon l'éducation qu'il aura reçue, elle aura tantôt un caractère dramatique, tantôt elle sera considérée comme une délivrance pour accéder à un monde meilleur.

Il y a quelque temps, je rencontrais une classe de cinquième année et je demandais aux enfants qu'est-ce que ça voulait dire "mourir" pour chacun d'eux?

Quelques-uns, qui avaient perdu des grands-parents et qui les avaient vu souffrir, voyaient, dans la mort, la fin de leurs souffrances. Pour d'autres, c'était plus difficile de vivre que de mourir parce que la personne s'en allait au ciel et qu'elle n'avait plus de soucis d'argent ou d'autres problèmes renconté tous les jours.

Je vous livre quelques-unes de leurs définitions de la mort:

- Un nouveau monde qui commence.
- Tu retrouves des amis que tu aimes.
- C'est un lieu où on est bien.
- Un endroit où il n'y a plus de souffrances.
- C'est la perte de mes amis et des personnes que j'aime.
- Ce qui me préoccupe dans la mort, c'est que je ne sais pas si je pourrai faire les mêmes jeux que je fais ici.
- Quand on va au ciel, on est heureux.
- Le ciel, c'est l'arrêt de la souffrance.
- Je ne sais pas si j'aimerai cela au ciel.
- Ça me fait peur un peu, mourir.
- C'est intriguant de savoir qu'on ira au paradis.
- Quand j'ai de la peine, j'ai de goût de mourir.

- Moi, je ne sais pas si j'aimerais cela, mourir.
- Quand j'ai de la peine, je voudrais mourir.
- J'ai peur de souffrir.
- Je pensais qu'on mourait seulement quand on était vieux.
- Il faut se préparer à la mort.
- On est toujours heureux au ciel.

Comment l'enfant réagit-il devant la mort?

L'américain Grollman décrit quelques réactions de l'enfant devant la mort en insistant sur l'importance de laisser pleurer l'enfant s'il en éprouve le besoin. Il ne faut pas que l'enfant refoule ses émotions car elles pourraient apparaître plus tard sous des formes beaucoup plus graves. S'il ne ressent pas le besoin de verser des larmes, il doit se sentir libre de ne pas exprimer son chagrin. Quelquefois, les parents sont très surpris de la façon de réagir de leur enfant devant une perte importante. En comprenant les réactions de l'enfant, nous pourrons le respecter dans ce qu'il vit. L'enfant peut avoir différentes réactions: nier, s'inquiéter, se culpabiliser, être jaloux, se taire.

Nier la mort

Il n'est pas rare qu'un enfant ait une réaction d'incrédulité devant la mort, allant même jusqu'à nier la disparition de l'être cher.

J'ai un exemple précis en mémoire: Pierre adorait sa mère et elle meurt à l'âge de 33 ans, d'un cancer généralisé. La perte est si dure pour Pierre, qu'il préfère l'ignorer. Son père est très surpris de ses réactions. Il continue de vivre comme si sa mère existait toujours et n'en parle pas. Pierre doit prendre le temps de vivre cette douloureuse perte et son père doit respecter son rythme jusqu'à l'intégration complète du deuil.

S'inquiéter

L'enfant, devant la perte de son père ou de sa mère, peut avoir une réaction d'agressivité parce qu'il a l'impression qu'on l'a abandonné. Qui va l'aider maintenant à faire ses devoirs, à s'entraîner dans les sports, etc.? L'insécurité peut s'emparer de l'enfant.

Mon neveu Alain perdait son père à l'âge de onze ans. Je lui ai dis:
–*"Alain, n'oublie jamais que tu as une marraine et quoi qu'il arrive, je serai toujours là pour répondre à tes besoins tant que Dieu me prêtera vie"*.
Ce fut un grand soulagement pour lui et il s'exprima en ces termes:
–*"Ma tante, ce que tu viens de me dire, c'est le plus beau cadeau que tu pouvais me faire. Je n'ai plus à m'inquiéter maintenant"*.

Dans sa tête, il n'était pas sans penser qu'il ne lui restait que sa mère pour pourvoir à ses besoins maintenant que son père était parti: *"Et si maman venait à manquer, qui s'occuperait de moi"*?

L'anxiété peut faire place à plus de sécurité si on sait percevoir ce que l'enfant vit et lui apporter une réponse.

Se culpabiliser

Quand nous sommes quelque peu fatigués et que les enfants sont maussades, nous utilisons des expressions qui peuvent se graver dans la tête de l'enfant. Par exemple:
– *"Arrête de faire du bruit; tu vas me faire mourir si tu continue"*!

Ces mots, assez banals en soit, peuvent avoir une répercussion lors d'une maladie grave ou d'un accident. L'enfant se demandera peut-être s'il est la cause de ce qui arrive à l'être cher. Il lui en coûtera parfois d'exprimer cette culpabilité.

Se taire

Si certains enfants ne semblent pas réagir au décès d'un être cher, il ne faudrait pas conclure qu'ils ne ressentent pas de chagrin: ils peuvent taire leur chagrin et peuvent même éprouver plus de peine à la perte d'un petit animal qu'à celle d'un parent. Earl Grollman, chercheur américain, recommande aux parents de ne pas se précipiter pour acheter un autre animal, quand il y a eu une perte, pour que l'enfant apprenne à intégrer le deuil qu'il vient de subir. Il faut respecter le rythme de l'enfant à exprimer ses sentiments. L'enfant doit percevoir la signification naturelle de la mort des êtres vivants, animaux et humains. C'est à ce prix que le tabou de la mort ne pourra s'installer chez lui lorsqu'il deviendra adulte.

Devons-nous parler de la mort aux enfants?

Il n'est pas extrêmement urgent de plonger les enfants dans la réalité de la mort, mais il faut les laisser traquillement prendre conscience de cette réalité, à leur rythme. Un jour ou l'autre, ils auront à faire face à cette réalité quand il s'agira de la perte d'un petit animal ou du décès d'un proche. Une fillette de neuf ans avait vu une de ses compagnes de classe mourir dans un accident; elle alla consoler la mère de sa petite compagne en s'asseyant sur ses genoux et en pleurant avec elle. Elle était consciente de cette lourde perte pour la mère.

Les enfants ont leur façon bien à eux de réagir à la douleur. Il est important de répondre à leurs questions à mesure qu'elles viennent, en tenant compte de l'âge et de l'évolution. Il est important d'être vrai avec eux pour ne pas introduire, dans leur petite tête, une fausse conception de la mort. Les enfants ont besoin d'aborder le sujet avec des adultes qui n'ont pas peur d'en parler et qui considèrent cette réalité comme faisant partie de la vie. Les parents n'ont pas à cacher leurs émotions à leurs enfants lorsque survient la perte d'un être cher; ces émotions sont saines, naturelles et rassurantes pour l'enfant, car il saura que lui aussi serait regretté s'il venait à mourir. Certaines personnes évitent de parler du disparu devant leurs enfants. Ils ignorent qu'une des meilleures façons d'intégrer un deuil, c'est de verbaliser sa peine.

Devons-nous amener un enfant aux funérailles?

L'enfant a le droit de rendre un dernier hommage au défunt. Dès l'âge de sept ans, un enfant peut être encouragé à assister aux funérailles, à condition qu'on lui explique la cérémonie, ce qu'est un cimetière, un crématorium. L'enfant fait partie intégrante de la famille; il doit alors participer aux événements importants qui le concernent. Si nous empêchons un enfant de le faire, nous pouvons ébranler sa sécurité et son sentiment d'appartenance.

L'enfant est un petit être fragile qu'il ne faut pas brutaliser avec nos concepts, mais qu'il ne faut pas non plus surprotéger. Il est surprenant quelquefois de constater la maturité de certains enfants et les prises de conscience qu'ils peuvent faire. L'enfant a beaucoup à apprendre de l'adulte. Si l'enfant ne doit pas être préparé à sa propre mort, la préparation de l'adulte à la sienne peut aider l'enfant à faire face à cette éventuelle réalité. Ce que l'enfant exige de l'adulte, c'est la **transparence.**

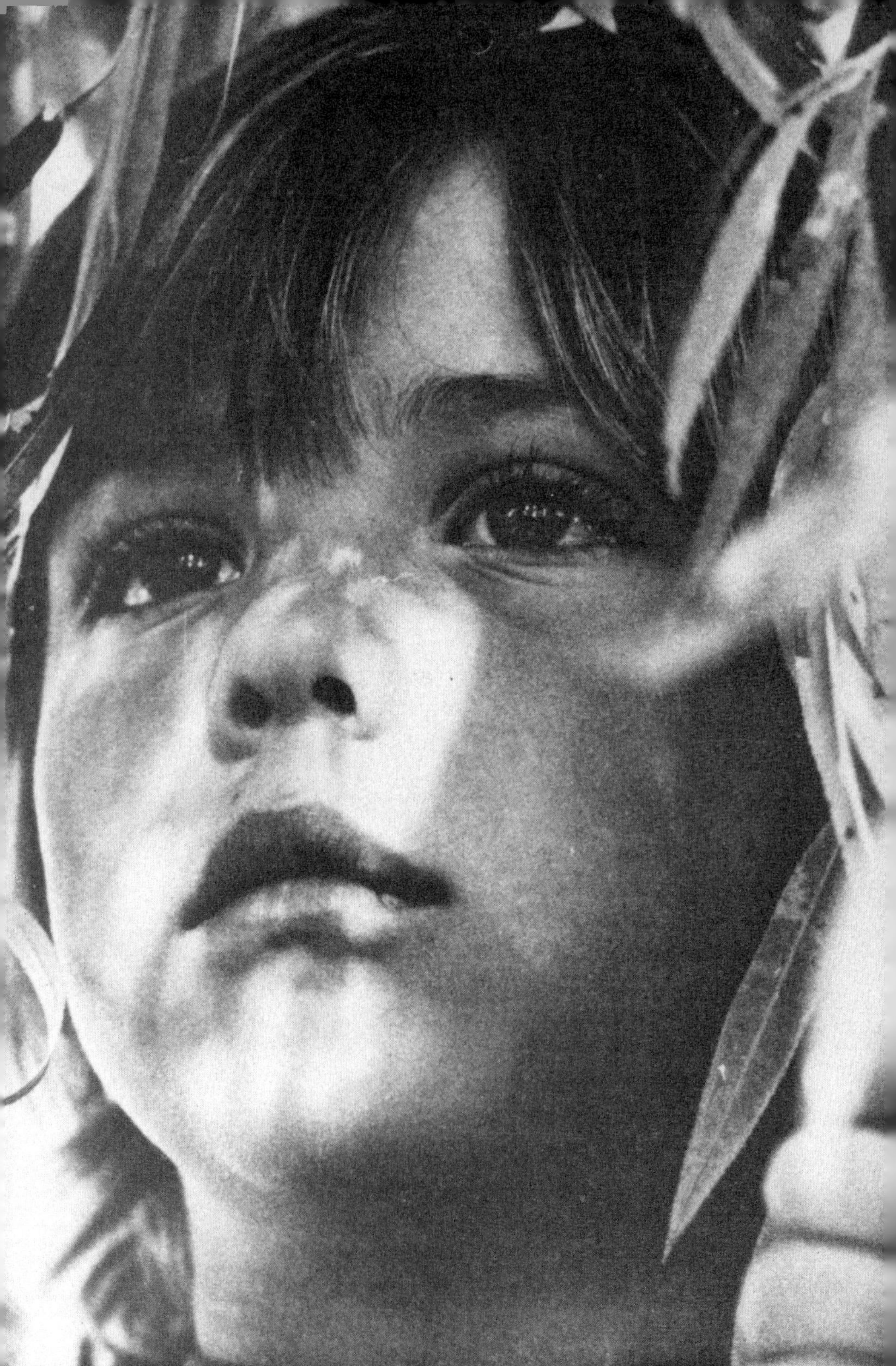

L'enfant a compris prématurément qu'il devait accepter de se séparer de l'être aimé et que la vie lui offrait différentes réalités auxquelles il aurait à faire face.

Isabelle Delisle Lapierre

CHAPITRE TREIZIÈME

La signification de la mort chez l'adolescent

L'adolescence est une période de grands changements, de crises et de pressions avec une tendance aux fortes réactions impulsives dans les situations de stress. Ces situations peuvent conduire l'adolescent à consommer des drogues, celui-ci pensant ainsi pouvoir faire face aux réalités qu'il n'accepte pas, comme l'instabilité familiale, les contraintes économiques des parents, le divorce, la mort d'un parent, l'alcoolisme, etc. Tous ces problèmes peuvent lui fournir tellement de frustrations qu'il peut en arriver à vouloir mourir.

L'une des théories de Freud sur la dynamique du comportement auto-destructif énonce que l'adolescent qui manque d'affection et subit un rejet de la part de personnes significatives pour lui, développe des sentiments de colère et de ressentiments envers les personnes qui le privent d'affection et de soins. Les parents qui vivent eux-mêmes de graves problèmes peuvent être inconscients de ce qu'éprouve le jeune adolescent mais il n'en reste pas moins difficile, pour le jeune qui les subit, de vivre ces situations. Ces impulsions agressives envers les êtres aimés provoquent, chez lui, des sentiments de culpabilité qui augmentent son mécontentement et peuvent provoquer des comportements auto-destructifs susceptibles de se manifester de différentes façons.

Comment l'adolescent considère-t-il sa propre mort?

L'adolescent a souvent des idées bien personnelles sur la mort. Elle lui apparaît souvent comme irréelle parce qu'éloignée mais aussi parce que son développement intellectuel est incomplet. Les notions culturelles qu'il possède sont véhiculées par les médias d'information qui appuient souvent sur l'irréalité de la mort.

Très peu d'auteurs nous ont parlé du sens de la mort chez l'adolescent. Voulant en savoir davantage, nous avons consulté une classe d'adolescents, entre 15 et 18 ans, en leur posant la question suivante: **"Quel est le sens de la mort pour toi?"**

- Je sais que je devrai mourir un jour; c'est la non-existence qui me fait peur.
- Je pense que la mort c'est la continuité de l'évolution et que notre âme prend possession d'un autre corps pour revenir ensuite dans un nouveau monde.

- Le mot “*mort*” a beaucoup de résonance pour moi; je sais que je devrai passer par là; il me faut m’y adapter.
- J’ai peur de ce qu’il adviendra de moi après la mort.
- C’est un phénomène naturel et la seule chose juste sur la terre.
- J’accepte difficilement la mort des enfants qui n’ont pas eu le temps de découvrir toutes les choses merveilleuses que l’on peut vivre.
- La vie après la mort est plus belle que celle-ci parce qu’exempte de souffrances.
- Nous ne serions rien sans la mort. Nous vivons pour la mort qui est la fin et en même temps le début de quelque chose.
- Je ne désire pas mourir, mais je l’accepterais si cela arrivait.
- Je pense qu’il faut profiter maintenant de la vie et après, nous verrons bien.
- La mort, c’est la fin d’une vie et le commencement d’une autre.
- La mort, c’est une vie nouvelle sans problème.
- C’est un phénomène bien spécial; c’est sûrement un monde plus merveilleux que celui de la terre.

- Quand la mort arrivera, c'est que le destin le voudra ainsi.
- La mort, c'est souvent un événement imprévisible. C'est dur à accepter, mais il faut se faire à l'idée; personne n'est éternel; il y a une fin à tout.
- C'est une expérience qu'on ne vit qu'une fois.
- Un jour, il faut bien partir et laisser la place aux autres.
- Tout le monde doit y passer.

À la question suivante: **"Quelle est votre réaction face à la mort?"**, plusieurs ont exprimé leurs sentiments.

- *C'est une chose qui me fait peur parce que je ne la connais pas; c'est comme aller chez le dentiste pour la première fois.*
- *Ça m'est très difficile de l'accepter, surtout quand elle frappe quelqu'un qui m'est très cher.*
- *Si mon médecin m'apprenait que je suis atteinte d'une maladie incurable, je profiterais du temps qu'il me reste pour connaître tout ce que je désire. Je rencontrerais le plus de gens possible. Je suis confiante que je serais aidée.*
- *La mort me fait beaucoup de peine même lorsqu'il s'agit de quelqu'un que je ne connais pas.*
- *La mort me révolte; je ne l'accepte pas car je ne connais pas l'autre monde.*

- *La mort, c'est une nouvelle naissance. La fin des problèmes pour la personne décédée mais beaucoup de peine pour ceux qui restent.*
- *Je vis maintenant dans l'espérance d'un monde meilleur car j'ai la foi en Jésus-Christ; je n'ai plus peur de la mort.*
- *C'est dur à accepter, et c'est tragique parfois.*
- *Je n'accepte pas facilement la souffrance.*
- *Je n'ai jamais eu à faire face à la mort.*
- *C'est l'inconnu qui me faire peur.*
- *J'apprécie davantage ce que la personne représentait, même si elle n'était pas intime.*
- *Ma première réaction, c'est une grande frustration; par la suite, je vois la mort comme une grande délivrance du corps et de l'esprit.*
- *J'aime mieux ne pas y penser; ça me rend bizarre.*
- *La mort me fait apprécier davantage la vie.*
- *J'aimerais choisir le moment de ma mort.*
- *J'ai peur de ce qui se passera après.*

Le jeune adolescent, en général, déteste l'idée de la mort, mais il n'hésite pas à risquer sa vie et à la donner pour une grande cause quand l'occasion lui en est donnée. Il est important, lorsque l'adolescent vit certains problèmes, qu'il trouve l'aide dont il a besoin auprès de ses éducateurs.

Le manque de support peut être tragique, car l'anxiété qu'il sera amené à vivre peut devenir insupportable.

Un problème qui se présente souvent à cet âge, c'est celui des relations amoureuses. L'adolescent est entier et absolu dans ses relations comme dans tout ce qu'il entreprend; une rupture dans une relation peut entraîner chez lui une profonde dépression. Il peut être très bouleversé par ce qui lui arrive, surtout s'il doit vivre en même temps d'autres stress nuisibles. Cet état de stress peut dégénérer en détresse. Il aura besoin d'être soulagé de ses émotions de tristesse auprès des personnes qui sont significatives pour lui.

Quels sont les facteurs qui peuvent affecter l'adolescent?

- Un changement de résidence.
- Le peu de réussite dans ses études.
- La grossesse chez l'adolescente.
- Un frère ou une soeur qui quitte la maison.
- Le remariage d'un parent.
- Les blessures personnelles ou une maladie chronique.
- Le divorce des parents.
- Le décès d'un membre de la famille.
- Etc.

Les gestes posés par l'adolescent sont le résultat de forces sur lesquelles il a peu ou pas de contrôle. Il doit quelquefois affronter le problème sous tous ses côtés: médical, psychologique, social et éducatif.

L'école étant l'extension naturelle de la famille au point de vue éducatif, elle a donc un rôle important à jouer dans le processus de développement de l'adolescent. L'éducateur devra être capable de détecter les signes de détresse chez l'étudiant pour pouvoir lui venir en aide.

Quels seront les comportements indicateurs d'un état d'anxiété chez l'étudiant?

Les signes d'anxiété, et même de détresse, chez l'étudiant se manifesteront par les comportements suivants:

- un changement dans son apparence (qui pourra se manifester par une certaine négligence);
- des difficultés de concentration (qui paralyseront son rendement scolaire);
- différents maux physiques (maux de tête, d'estomac, de dos, etc.);
- une perte d'appétit (mange très peu);
- un ennui notoire (perte d'intérêt même pour les activités qu'il aimait le plus);
- des réactions émotionnelles durant les cours (le rire succédera aux larmes);
- l'usage excessif de drogues (médicaments ou autres).

Tous ces symptômes sont une demande d'aide; ils ne peuvent être pris à la légère car l'étudiant, en vivant cette détresse, fait en quelque sorte l'expérience de la mort. Il est en lutte pour **sa survie.**

Le suicide chez l'adolescent prend actuellement des proportions épidémiques. Le taux a doublé depuis les vingt dernières années dans toutes les nations du globe. Il y a très peu d'études de faites sur ce grave problème auquel est confronté l'adolescent. Il requiert une approche médicale, psychologique, sociale et éducative.

Deux chercheurs américains, Marks et Halles ont trouvé très peu de différences entre ceux qui menacent de se suicider et ceux qui en ont fait la tentative. Les statistiques tendent à sous-estimer l'étendue du problème en raison des tabous religieux, des restrictions sur les polices d'assurance et des préjugés sociaux reliés au suicide. Plus de 50% des suicides d'adolescents sont dissimulés. Par ailleurs, pour chaque suicide réussi, il y a plusieurs tentatives qui sont de l'ordre de 50 à 150.

Quel pourrait être le rôle de l'éducateur pour la prévention du suicide chez l'adolescent?

L'éducateur, même s'il peut être d'une aide précieuse pour l'étudiant, doit éviter de servir de conseiller, tant pour l'adolescent que pour les parents. Il peut avertir les parents de certains problèmes et leur fournir les sources de références appropriées. L'éducateur a besoin d'une formation additionnelle pour jouer un rôle actif en matière de prévention du suicide.

Des ateliers d'étude pourraient être organisés pour le professeur sur le côté théorique du suicide. Il pourrait y avoir une prise de contact avec les centres de prévention contre le suicide ainsi qu'avec les lignes ouvertes et une organisation de tables rondes sur ce sujet avec les étudiants ou des personnes ressources invitées. Tous les éducateurs doivent se sentir concernés par ce grave problème qui semble aller en s'accentuant. Le fait de regarder le problème en face permettra de démystifier le suicide et de réduire les possibilités de tentatives.

CHAPITRE QUATORZIÈME

La signification de la mort dans le suicide

Le suicide est devenu, aujourd'hui, l'une des principales causes de décès. Le taux des suicides en Amérique du Nord a surpassé celui qui a été enregistré en Suède et au Japon. Le Dr Hendin, professeur au Medical College de New York, en psychiatrie, explique que le suicide augmente avec l'âge. Il affirmait, cependant, que les jeunes Américains qui appartiennent à la génération du *"baby boom"* se suicident plus que leurs parents. En 1977, on en comptait au Japon, sur 100 000 sujets, 19.2%; en Suède et aux États-Unis, 21.8%. Le nombre des suicidés a doublé au cours des dix dernières années chez les jeunes de 15 à 29 ans.

Le suicide est considéré dans notre société comme l'échec suprême d'une existence. Il est perçu, par des jeunes de plus en plus nombreux, non pas comme un comportement maladif à enrayer, mais comme la solution ultime, le moyen de résoudre les difficultés, la seule façon d'échapper à l'isolement et à la souffrance. Ces manifestations ne représentent, en fait, que la pointe de l'iceberg et cachent l'existence de problèmes plus fondamentaux: la non-reconnaissance, les difficultés socio-économiques, la carence affective, l'absence de projet de vie, etc.

Certaines statistiques américaines démontrent que le suicide se développe à la puberté. Son taux est très faible en bas de quinze ans mais il est plus fréquent de 20 à 45 ans. Une autre étude du Dr Millet, conduite en Arizona de 1970 à 1975, confirme que 25% des suicidés sont des personnes de 60 ans et plus. Les suicides sont plus nombreux chez les hommes mais les tentatives plus grandes chez les femmes. On constate un taux élevé de suicides chez les veufs dans les deux premières années du veuvage. La période critique, pour les femmes, se situe à la période menstruelle et à la ménopause.

Il existe des moments de prédilection pour le suicide; il semble que l'automne et le printemps soient des saisons propices pour les états dépressifs. L'influence démographique semble aussi avoir une influence prépondérante sur le suicide; il y a augmentation dans les grandes villes, le long des côtes et dans les vallées. J'ai eu à faire cette constatation lorsque je travaillais dans une grande capitale d'Amérique du Sud. Il ne se passait pas une semaine sans qu'on soit informé qu'une personne s'était jetée dans la grande rivière qui traversait la ville.

Nous sommes tous appelés, un jour ou l'autre, à être confrontés à ce problème et nous ne serons jamais assez bien informés pour le comprendre.

Qu'est-ce que le suicide?

Plusieurs auteurs ont tenté de le définir théoriquement. Dans un sens général et concret, nous pouvons dire que le suicide est l'éclatement d'émotions très profondes; c'est un désir de donner un sens à ce qui n'en a plus; c'est une réaction, une réponse, un message et même une interrogation sur l'existence vécue. J'ai ici l'exemple d'un homme de 40 ans, professeur d'université, jouissant d'une excellente réputation qui confiait un jour à un ami son désir de s'enlever la vie. Ce dernier l'encouragea et ne le prit pas trop au sérieux croyant à un simple découragement passager. Il était loin de penser qu'il mettrait son plan à exécution quelques jours plus tard. Il laissait une lettre, à son épouse, dans laquelle il exprimait: *"Je n'ai pas vécu ma vie."* N'étant pas arrivé à donner un sens à sa vie, arriverait-il à donner un sens à sa mort? Il disait non à la vie telle que vécue, dans l'attitude suivante : *"ça ne vaut pas la peine de continuer ainsi"*. Il voulait aller vers une vie meilleure où il pourrait donner un sens à ce qu'il était. Cette rupture de tout contact, cet appel désespéré à l'aide, à une présence, que peut-elle nous révéler?

Pourquoi la personne se suicide-t-elle?

Des études faites auprès de rescapés du suicide révèlent qu'il y a trois motivations, conscientes ou inconscientes, dans l'acte suicidaire: le désir de tuer la personne, le désir d'être tué, le désir de mourir.

Le désir de tuer la personne qui est une source de frustrations et de privations. Cette situation a provoqué, chez la personne suicidaire, un refoulement de ses impulsions agressives, soit en raison de la peur des conséquences de ses gestes ou de ses paroles, ou soit par crainte de la personne attaquée. Si par exemple la personne que vous aimez le plus au monde est la source de vos frustrations et qu'en lui faisant vos aveux, elle menace de vous laisser, comment réagissez-vous? Si vous refoulez ce sentiment envers cette personne, cette hostilité pourra se retourner contre vous au moment où vous vous y attendrez le moins. Cette tendance est souvent confirmée dans les suicides d'adolescents et chez des adultes avec une personnalité rigide.

Le désir d'être tué. Cette attitude reflète une soumission, une sorte de défaite, qui poussent la personne à mettre fin à ses souffrances dans la mort. L'adolescent ou l'adulte qui, ayant commis quelques erreurs le mettant en état d'infériorité envers ses proches ou la société, en sera si ébranlé qu'il préférera disparaître. N'a-t-on pas par exemple entendu parlé de ce jeune sportif qui n'accepte pas d'avoir été la cause de la défaite de son club et qui ne peut subir cette humiliation? De même que ce comédien ou cette comédienne qui, ayant subi quelques revers, refuse de continuer à lutter?

Le désir de mourir est une agressivité dirigée contre le moi. Il peut être conscient ou inconscient. L'individu se considère comme une faillite humaine. Il ne voit aucune porte de sortie à ses problèmes et sa personnalité n'a aucune valeur à ses yeux. Il cherchera parfois, non seulement à s'infliger un châtiment en se donnant la mort, mais à punir aussi les personnes envers lesquelles il se découvre en état d'hostilité.

Quelles sont les manifestations qui caractérisent les attitudes suicidaires?

Trois manifestations reviennent sans cesse dans les attitudes suicidaires sans que, souvent, les proches et la personne elle-même en aient pris conscience. Ce sont: la **culpabilité**, l'**hostilité** et l'**anxiété**.

La culpabilité est un sentiment qu'éprouve la personne qui désire la mort d'une autre. Se sentant coupable de ce désir qu'elle juge très répréhensible, elle voudra se punir elle-même; c'est ce que certains auteurs appellent le **suicide-sacrifice**. Dans certains cas, ce sera une fuite de la réalité. Devant le divorce par exemple, ou une réduction de statut social, on ne pourra supporter l'humiliation; on préférera s'enlever la vie.

L'hostilité qu'une personne a envers une autre se retournera contre elle-même. Elle sera incapable de vivre la perte de l'objet d'amour, incapable de vivre la séparation. Étant trop soumise aux pressions extérieures, sans contrôle interne adéquat, la personne n'est pas habituée à prendre ses appuis en elle-même. Ce manque d'autonomie a donc créé une dépendance de l'environnement et une grande vulnérabilité à la moindre confrontation avec l'existence. Par exemple un enfant que les parents surprotègent sous prétexte d'amour parce qu'ils veulent lui éviter les problèmes de la vie, pourra-t-il affronter certains déboires et se prendre en main? L'éducation au foyer comme à l'école n'est-elle pas responsable de cette vulnérabilité à affronter l'existence? Sous prétexte d'éviter des problèmes à l'enfant, on décidera pour lui et on l'empêchera de faire les expériences qui auraient pu l'aguerrir et le rendre autonome.

Les parents qui poussent leurs jeunes dans la compétition sportive et qui mettent tant d'espoir dans leurs réussites ne poussent-ils pas, inconsciemment, le jeune à vouloir répondre parfaitement à leurs exigences? En cas d'échec, comment le jeune réagira-t-il? Plusieurs suicides d'adolescents sont imputables aux espoirs déçus des parents, soit dans le domaine sportif, soit dans le domaine scolaire.

L'anxiété est souvent l'expression d'une sorte de chaos qui peut provenir d'un concept de soi en conflit avec ses aspirations profondes. La personne ne s'aime pas; elle ne réalise pas ce qu'elle voudrait dans la vie; elle s'isole et elle est amenée à vivre une solitude difficile à supporter. Son instabilité émotionnelle est si grande qu'elle provoque en elle des tensions intolérables qu'elle est incapable de résoudre. Étant dans l'impossibilité d'agir et de modifier son environnement, ne pouvant plus vivre avec elle-même, elle cherchera la quiétude en dehors de ce monde. Le corps n'a pu égaler l'image du moi, il se retourne donc contre lui-même. Cette caractéristique intervient dans la plupart des suicides dépressifs, tant chez l'adolescent et l'adulte que chez la personne âgée.

Quelles sont les difficultés éprouvées par la personne suicidaire?

La personne suicidaire éprouve des difficultés à communiquer et à se confier. Il se produit alors un syndrome de désengagement, c'est-à-dire une rupture de l'engagement social et un isolement progressif. Ce syndrome se rencontre chez les adolescents qui ont vécu la perte d'un être cher ou l'expérience du divorce de leurs parents. Un changement subit de statut économique dans la famille peut aussi provoquer, chez le jeune, ce désengagement, la perte d'intérêt, même pour ses études. La mésentente familiale due à l'alcoolisme; l'adolescente qui tombe enceinte et n'a pas le support de ses proches, etc., toutes ces raisons, aux niveaux psychologique, social, émotionnel, physique, économique, peuvent se répéter chez l'adulte et la personne d'âge mur.

Ce comportement de désengagement peut évoluer de différentes façons, soit en **névrose**, en **psychose**, en **délinquance** ou en **suicide.** La personne qui se replie sur elle-même en arrive à manifester un sentiment d'échec qui l'installe dans une certaine passivité. Elle inhibera son agressivité et vivra sur des regrets: *"Je ne suis pas comme les autres."*, *"Les autres ont plus de chance que moi."*, *"Je ne suis utile à personne."*, *"Personne ne m'aime."*, etc. Cette certitude d'être rejeté provoque une dépersonnalisation et

des fantasmes d'anéantissement; on vit comme si on n'existait pas. Le vécu est empreint de sentiments de dépression. Certaines personnes sentiront le besoin de manipuler l'environnement pour avoir de l'attention; elles ne désirent pas mourir mais seulement menacer les autres de leur mort. Un homme me racontait qu'un de ses amis était venu le voir pour lui parler de ses déboires et lui exprimer son découragement:
— *"Je vais me suicider; je n'ai pas réussi ce que je désirais."*
Et son ami de rétorquer:
— *"Mais, pourquoi ne l'as-tu pas fait plus tôt?"*

Cette réponse inattendue déclencha une sorte de réhabilitation. Cette personne vit encore aujourd'hui et se porte fort bien.

Des recherches américaines ont démontré que les suicides réussis étaient le fait de personnes diagnostiquées comme étant plus dépressives que d'autres, alors que les tentatives de suicide tendraient davantage à montrer des réactions d'anxiété. Les sentiments qui sont reflétés dans ces recherches sont des sentiments intenses de haine, de vengeance, de blâme de soi, d'appel au secours. Personne ne se tue, selon Freud, sans désirer la mort de quelqu'un. La perte d'un *"objet d'amour"* provoque souvent la mélancolie, caractérisée par une dépression profonde d'où découlent une **incapacité d'aimer et la paralysie de toute activité**. La personne qui a vécu ces états dépressifs et qui a réussi à s'en sortir peut vous dire qu'elle est passée, très souvent, à deux doigts du suicide. Ces états somatiques sont des maladies de l'âme qu'aucune maladie physique ne peut surpasser et qui conduisent très facilement au désespoir. Si la personne est incapable de se concentrer sur autre chose, elle aura besoin d'une aide spéciale de son environnement. Pouvons-nous vraiment comprendre ces états si nous n'avons jamais souffert?

Qu'est-ce qui détermine le style de mort?

À deux styles de personnalité, l'extravertie et l'introvertie, correspondent deux styles de mort.

La personne extravertie est ouverte au monde et elle se l'approprie en quelque sorte. Elle se fie aux autres avec une certaine naïveté, mais elle manque souvent de confiance en elle-même. C'est pourquoi elle aura besoin d'une approbation constante. Ses modèles sexuels sont agressifs et dominateurs. Elle foncera facilement. Ces tendances peuvent faciliter la mort par suicide ou par négligence grave au niveau de la santé qui dégénèrera en maladie sérieuse; c'est une autre forme de destruction.

La personne introvertie laisse le monde venir à elle. Elle a confiance en elle-même et a très peu besoin de la gratification des autres. Elle aime qu'on respecte son rythme et ne se déprime pas facilement parce qu'elle a ses assises en elle-même. Lors d'une maladie grave, elle luttera jusqu'à la fin pour survivre.

Quelle que soit la personnalité, elle se forme dans la petite enfance et les perturbations émotionnelles entre mère et enfant ont une importance capitale dans le développement de la personnalité. Si la période de différenciation mère-enfant — se produisant généralement vers deux ou trois ans — n'est pas adéquate, elle aura des effets déterminants pour la vie (ou la mort) future. Cette relation constitue le fondement même de la communication. Si l'enfant vit la perte d'un *"objet d'amour"* très tôt dans l'enfance, les effets se feront sentir plus tard.

Quels seront ces effets?

Nous en signalerons trois principaux:

- Le **premier** sera un manque de sentiment d'identité. L'enfant est fusionné aux figures parentales et à leurs attentes. Il vit une dépendance car il est dominé par les parents. Dans ces circonstances, l'individu, plus tard, aura beaucoup de difficulté à différencier son propre moi de l'environnement. Pourront surgir, chez lui, des sentiments anti-sociaux et des comportements de délinquant qui le porteront vers les drogues, l'alcool, etc.

- Le **deuxième effet** consiste en un blocage dans le développement de la personnalité. L'enfant, ayant subi une dépendance des contrôles externes de l'environnement, n'est pas arrivé à être lui-même, à se vivre tel qu'il est avec ses impulsions. Il se sentira écrasé par la vie et il entretiendra des sentiments de rage et de désespoir en raison de cette incapacité à se prendre en main et à être autonome.

- Le **troisième effet** produira un manque de flexibilité en face des événements contrariants de la vie. L'enfant aura des comportements rigides. Il sera exigeant et intransigeant pour les autres car il n'a pas appris lui-même à laisser déborder le "*trop plein*" en raison, peut-être, d'une maîtrise trop grande de ses impulsions.

La personnalité se forge dès le tout jeune âge. Les relations négatives de l'enfant avec des proches peuvent avoir des répercussions indélébiles conduisant à un désir conscient de mort.

Pourquoi rencontrons-nous des personnes qui vivent dans un désespoir continuel? Ce sont, bien souvent, des personnalités non intégrées qui ont besoin d'une approbation constante qui, si elle ne vient pas, déclanche la catastrophe, le désespoir.

Qu'est-ce que le désespoir?

Nous pouvons affirmer que le désespoir, c'est **l'absence de raison d'être** où l'attente est impossible. Dans cet état, la personne est incapable de choix. N'avons-nous pas été témoins de ces suicides d'adolescents qui n'ont pas eu, à temps, la réponse d'aide dont ils auraient eu besoin?

En 1977, aux États-Unis, on comptait 13 suicides par jour chez les adolescents et nous savons qu'aujourd'hui le nombre a doublé. Nous n'ignorons pas que le désespoir ne se vit pas seulement dans l'acte suicidaire; plusieurs comportements auto-destructeurs tels l'alcoolisme, l'usage des drogues, certains accidents et certaines maladies incurables, sont une atteinte directe à la vie.

Et que penser de la personne qui vit derrière un monde d'images, très attachée à son "*standing*", ne s'est-elle pas suicidée d'avance?

Et celle aussi qui vit derrière le mur de son savoir, de ses désirs ambitieux qui lui donnent une certaine sécurité — on peut se demander laquelle — ne serait-ce pas la sécurité du suicide? Le chanteur par exemple qui ne mise que sur sa voix. S'il vient à la perdre, que se passera-t-il?

Sartre, le père de l'existentialisme contemporain, reconnaît que recourir au suicide pour solutionner certains problèmes de l'existence ou pour éviter de donner un sens à sa vie, est vain. En rejetant cet avenir qui pourrait apporter la solution à ses problèmes, la personne se coupe de toutes ses chances.

La personne qui se suicide est-elle libre de le faire?

La personne qui met fin à une existence jugée subjectivement intolérable effectue un acte de liberté. Si nous extrapolons du suicide individuel au suicide de masse qui a été vécu durant la deuxième guerre mondiale en Allemagne, en passant par certains suicides collectifs prônés par des chefs de sectes, nous constatons que la signification qu'ils ont donnée à ce geste est un acte de liberté et révèle un aspect positif de la vie selon leur perception. Quand par exemple un chef religieux ou politique demande le suicide au nom d'une croyance ou de la foi dans un destin, les disciples ne se posent pas de questions, ils obéissent aveuglément en vue d'une délivrance mystique.

Quel est le point de vue des églises sur le suicide?

La plupart des églises ont toujours condamné le suicide. Elles ont toujours affirmé que se donner la mort ou hâter volontairement la mort de quelqu'un, c'était disposer de ce qui ne nous appartient pas: *"le souffle humain"*. Cette condamnation, qui s'est poursuivie à travers les siècles, a pour fondement la nécessité de l'obéissance à Dieu.

Dans l'ancien droit pénal français, les suicidés étaient privés de sépulture chrétienne et exclus des prières publiques. Même la tentative de suicide était considérée comme un crime.

Si nous pensons que la vie est le bien le plus précieux qui puisse nous être donné, nous tâcherons de tout faire pour la conserver aussi longtemps qu'il nous sera possible et nous aiderons les autres à faire pareil. La vie est un jeu qu'il faut apprendre à jouer. Nous sommes tous des acteurs sur cette grande scène de l'univers. Refuser de jouer notre rôle jusqu'au bout, c'est faire échec, en quelque sorte, à cette pièce.

Peut-on prévenir le suicide?

L'enfant a besoin, dès son tout jeune âge, d'une intégration positive dans son milieu familial où il pourra facilement exprimer ses émotions. Lorsqu'il commencera l'école, il aura besoin de retrouver cette même compréhension, ce même climat positif où il pourra se socialiser et intégrer sa sexualité. Il aura besoin aussi d'une certaine stabilité; les changements trop brusques ont une influence négative sur lui. Si l'enfant a pu s'identifier aux figures parentales sans être absorbé par elles, et qu'il a connu un milieu harmonieux, il aura davantage confiance en lui et sera à même de faire face aux difficultés de la vie. Il vivra dans la sérénité et dans une agressivité positive face à ce qui se présentera.

Mais il se peut que l'enfant n'ait pas eu ce milieu adéquat. Il se peut aussi que les difficultés qu'il a eues à traverser lui aient permis de développer malgré tout une richesse intérieure extraordinaire. Il a profité de ces expériences négatives de façon positive et il a été capable de faire son chemin et de devenir autonome. Si l'autonomie est un pré-requis à l'amour, c'est aussi un pré-requis à la prévention du suicide sous toutes ses formes.

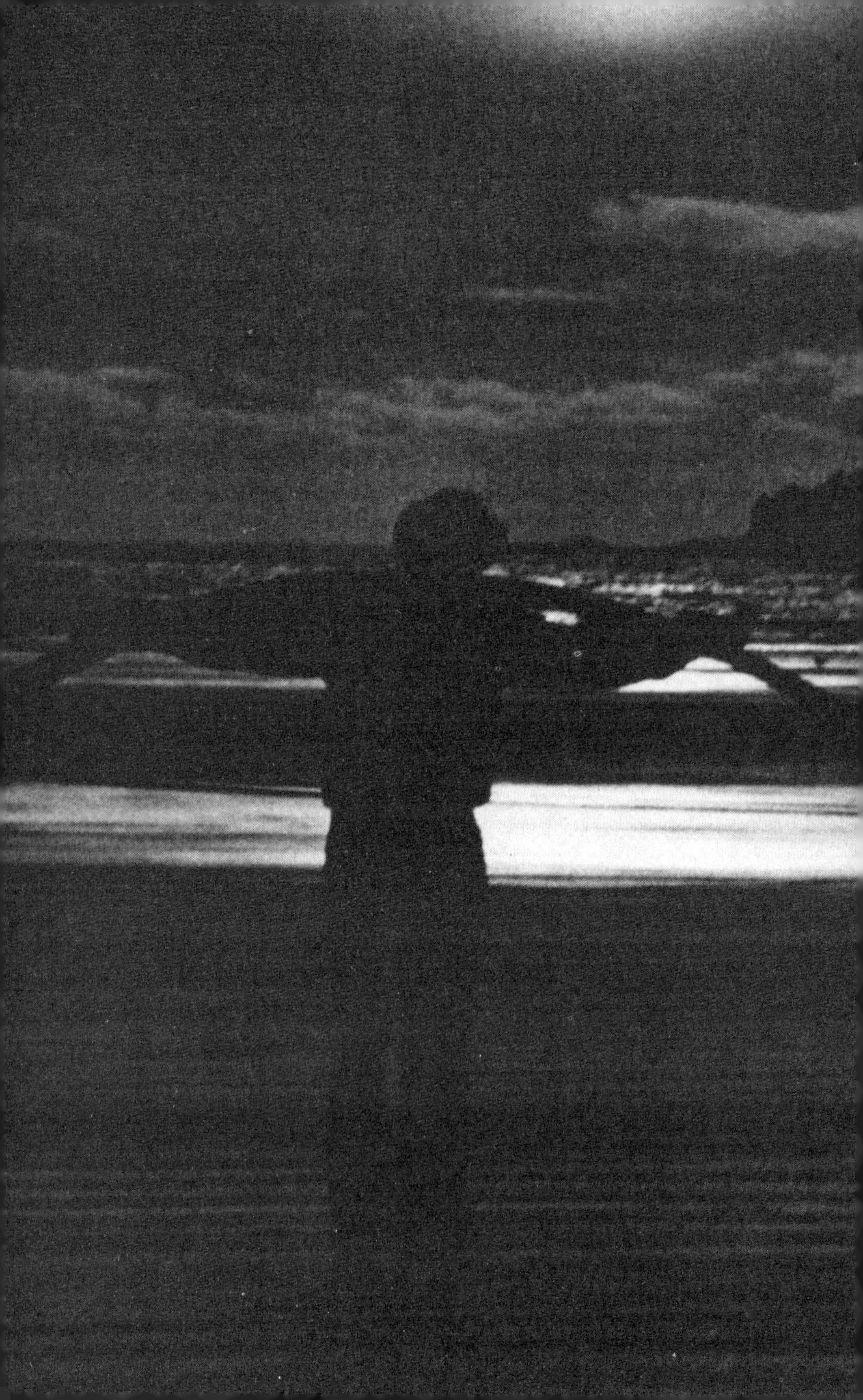

"Ce n'est qu'en cette mort, en cette fin, en cet arrêt de la continuité qu'est le renouveau, la création de ce qui est éternel."

Krishnamurti

CHAPITRE QUINZIÈME

Le sens de la mort chez l'adulte

Depuis toujours, l'homme s'interroge sur ce mystère qu'est la mort et qui constitue la pierre angulaire de toutes les religions et de toutes les philosophies. L'homme se distingue des autres êtres vivants par sa capacité de concevoir l'avenir et de comprendre le caractère inéluctable de la mort. Chacun d'entre nous a sa manière de s'approprier sa propre mort.

Tous nos jugements, toutes nos croyances sur la mort, se basent sur une découverte préalable du monde. La personne qui aime la vie et qui est attentive à sa santé refusera certaines imprudences pour prolonger son existence. Elle s'est attachée à des intérêts et c'est à travers eux qu'elle refuse de disparaître: que deviendraient sa famille, ses biens, ses entreprises?

Elle acceptera des risques contrôlés. Le fait de mourir apparaît comme une rupture avec le monde. Le corps servant de véhicule au monde physique pour les activités et l'extériorisation de la réalité personnelle, n'est-il pas difficile de le quitter?

Comment la culture occidentale réagit-elle à la mort?

Confrontée à la mort, la culture occidentale a réagi de différentes façons, souvent en fuyant et en cherchant refuge dans diverses formes de négation: certains voient la mort comme l'ultime désastre personnel, comme un mur infranchissable, d'autres la voient comme un chemin, comme une étape sur la route de l'éternité.

La plupart de nos interprétations face à la mort proviennent de l'héritage que nous ont légué les générations et les cultures qui nous ont précédés. Nous sommes susceptibles de préférer certaines attitudes à d'autres et notre milieu culturel nous conditionne à de nouvelles interprétations.

Si tant d'hommes acceptent volontiers le risque de la mort, c'est que, pour eux, le sens et la finalité de la vie ne consistent pas à s'incruster dans le charnel, dans l'immédiat, dans le sensible, mais bien à les dépasser dans un élan qui débouche au-delà. C'est par amour de la vie qu'on affronte la mort, mais d'une vie qui est la vivante relation à Celui qui est principe et fin de toute existence.

C'est dans la perspective de sa mort certaine que l'homme découvre la soif de l'immortalité. Pour celui dont la vie est amour, l'éternité est déjà commencée.

Quels sont les facteurs qui ont contribué à rendre constante la présence de la mort dans la vie?

Dans toutes les époques qui ont précédé la nôtre, quatre facteurs ont contribué à rendre constante la présence de la mort dans la vie.

Le premier facteur: La vie de l'homme a été relativement limitée pendant la plus grande partie de son histoire. Si nous remontons au siècle dernier, nous constatons que bien peu de gens atteignaient la cinquantaine ou même la quarantaine. Cette situation existe encore dans certains pays en voie de développement qui n'ont pas les conditions nécessaires à un prolongement de leur vie: manque d'hygiène, sous-alimentation, maladies de toutes sortes, etc.

Le deuxième facteur: Les gens étant régulièrement exposés à la notion de mort, ils ne pouvaient être isolés du phénomène de la mort. Chacun, du plus petit au plus grand, assistait à sa venue. Il n'y avait pas possibilité de la cacher ou de la masquer. Elle était omniprésente et il fallait y faire face.

Le troisième facteur: L'homme était impuissant face aux forces de la nature; il disposait de moyens très limités pour modifier les circonstances défavorables dans lesquelles il se trouvait régulièrement. Et cette situation se continue encore aujourd'hui dans certaines régions du globe.

Le quatrième facteur: Il est de caractère psycho-social. Le concept de l'individu était peu développé dans le monde d'antan; la personne était une entité sociale parmi tant d'autres. Elle remplissait un rôle à l'intérieur d'une structure donnée et imposée par la coutume. Les individus n'étaient pas appelés à prendre de décisions individuelles. Les besoins psychologiques de la personne n'étaient pas considérés comme des objectifs fondamentaux. La satisfaction émotionnelle n'entrait pas en ligne de compte. La maîtrise de l'individu sur sa vie était donc très précaire; la mort survenait à un âge que nous considérons, à notre époque, comme appartenant à la première moitié de la durée normale de la vie humaine. L'homme n'espérait pas exercer un contrôle sur le monde dans lequel il vivait. L'agonie et la mort étaient des événements auxquels on assistait régulièrement. Tous les mythes et les concepts rattachés à la mort doivent être étudiés à la lumière de ces facteurs qui reflètent l'omniprésence de la mort dans la vie de nos ancêtres.

La sociéte nord-américaine diffère de la plupart des civilisations qui l'ont précédée; ses membres n'ont plus à faire face à cette espérance de vie limitée, à cette exposition constante à la mort et à ce sentiment d'impuissance envers les forces de la nature. De nos jours, l'espérance de vie en Amérique du Nord est supérieure au double de celle sur laquelle pouvaient compter nos ancêtres. La mort se tient à une distance plus rassurante des jeunes et des adultes d'âge moyen. La maladie et la mort sont des événements qui font de moins en moins partie de la vie de famille. Nous surmontons la maladie ou nous mourons entre les draps propres et blancs d'un lit d'hôpital.

Comment les événements qui aboutissent à la mort se déroulent-ils?

La direction des événements qui aboutissent à la mort est de plus en plus confiée à des équipes de spécialistes: le personnel hospitalier et les entrepreneurs de pompes funèbres. **La mort est prévue**. Chacun peut entrer en scène quand vient le moment opportun. L'aumônier et les membres du personnel ont leur rôle à jouer d'après certaines règles pré-établies. Cette attitude générale devant la mort, dans une société technologique, est liée à notre mode de pensée. Ces applications technologiques nous ont permis d'accroître notre capacité d'action sur le monde qui nous entoure et nous ont peut-être fait croire que nous étions maîtres des événements.

Cette liberté et ces responsabilités que nous devons assumer n'engendrent-elles pas chez nous de l'anxiété?

La société dont nous faisons partie n'est plus dominée par la tradition et par les systèmes d'encadrement social qui guidaient la vie de nos ancêtres. L'individu est de plus en plus responsable de ses idées et de ses gestes. Nous ne bénéficions plus de ce cadre social et fiable qui permettait au Grec de l'Antiquité de savoir qu'il posait le bon geste, au bon moment, de la bonne manière.

Dans notre contexte culturel, il nous faut individuellement prendre des décisions et assumer nos propres responsabilités face à ce phénomène. Les différentes manières de réagir face à une séparation prochaine sont liées à la structure de personnalité que chacun s'est construite sur l'expérience individuelle.

Peut-on affirmer que l'intelligence de sa vie prépare celle de sa mort?

L'intelligence du sens de sa propre mort exige, sans aucun doute, une vitalité spirituelle. La prise de conscience du fait que nous mourrons et l'acceptation réaliste de cet événement supposent que nous ayons fait un bon bout de chemin dans le sentier de l'évolution et que nous ayons intégré les valeurs essentielles de la vie. Tout ce qui est stable en nous témoigne que la mort ne peut pas être la fin de tout, même si aucune observation, aucune expérience scientifique ne pourront jamais nous introduire dans l'au-delà de la mort. La paix devant la mort témoigne de la vérité de ce que nous croyons. Le vouloir vivre historique de l'homme est inné en lui. Toutes les formes de culture et de religion honorent ce voeu de sauver l'homme de la mort. À l'intérieur de la conscience humaine s'élève une revendication de victoire que rien n'a pu détruire ni décourager.

Franchir le seuil

Un jeune médecin donne ses impressions d'une expérience vécue quelques jours avant de franchir le seuil:

“Tenant en quelque sorte à bout de bras l’angoisse et les douleurs qui veulent m’enserrer et me subjuguer, je résiste avec foi et confiance. Soudain, un rayon de lumière m’envahit comme une immense vague et me détache de tout. J’ai très mal mais je suis noyé dans un océan de Joie. Je me sens flotter dans une mer de gratitude et de reconnaissance indicibles. Je remercie intensément Jésus-Christ qui semble bien être en moi. Rien n’égale cette possession. Je plane au-delà de toute contingence humaine et physique. Le sort de ma famille ne me touche pas parce que je suis détaché et que Dieu s’occupe de tout. En moi, c’est la Grande Paix, qu’importe la tempête. Lentement, la lumière se retire de moi comme la lumière et la chaleur du soleil qui disparaît à l’horizon et c’est avec beaucoup de tristesse que je vois venir la fin de cet enchantement. Je reste incapable de parler, rempli de reconnaissance pour cette lumière dont je me sens indigne.”

Plusieurs personnes, prêtes à franchir le seuil de la mort, vivent ces expériences qui leur apportent la joie et la paix et facilitent leur passage dans l’au-delà. Ces expériences peuvent se vivre à l’occasion d’une grave maladie sans que la personne en meure, mais la vision qu’elle aura eue lui permettra de vivre dans l’espérance et sera une source de réconfort. Une personne qui m’est très chère me raconta son expérience en ces termes:

> *"J'ai vu un personnage en grande robe blanche qui ressemblait au Christ; cette vision était si belle que je ne puis l'expliquer par des mots. Je continue présentement, tous les soirs, à avoir cette même vision sur les murs de ma chambre ; c'est comme si elle s'était fixée dans mon cerveau. J'en retire une grande joie et je n'ai plus peur de la mort. Je sais qu'il existe quelque chose après cette vie et je me prépare, confiant d'être bien accueilli quand l'heure arrivera de dire adieu à ce monde."*

Raymond Moody, psychiatre à l'Université de Virginie et auteur de *"La vie après la vie"*, donne aux apparitions de ce type le nom *"d'êtres de lumière"*. En Occident, les gens croient reconnaître: un ange, Jésus, la Vierge Marie, etc. Chez les hindous, les mêmes expériences se répètent et ils reconnaissent: Krishna, Civa et Deva. D'autres voient venir à leur rencontre des parents décédés.

Quoi qu'il en soit, il semble, d'après certains chercheurs, que la représentation de l'au-delà varie, dans ses détails, d'après l'acquis culturel de la personne. Toutes les visions sont d'une extraordinaire beauté et apportent beaucoup de quiétude, que la personne soit chrétienne, hindoue, juive ou musulmane.

La philosophie nous apporte quelques arguments à l'appui de la théorie de la vie après la vie:

- **L'argument ontologique**, qui se fonde sur l'immortalité de la substance de l'âme.

- **L'argument théologique**, fondé sur le concept des fins de l'homme, sur sa capacité à se libérer de plus en plus de toutes ses entraves et de développer au maximum ses potentialités intellectuelles et morales.

- **L'argument éthique**, qui sera la nécessité morale d'un équilibre ultime (la loi action-réaction, de cause à effet). Cet équilibre de justice, de transparence, de luminosité ne pouvant être atteint sur la terre.

- **L'argument historique**, cette croyance qui est répandue depuis des millénaires et qui est très enracinée dans la nature humaine par les enseignements reçus et transmis et par la démarche d'intériorisation de l'homme.

La logique intellectuelle ne peut faire place à l'expérience. C'est ce que la personne vit qui est digne de foi. La foi est une oeuvre de vie; elle est aspiration de la vie; elle est universelle et individuelle; elle appartient à tous et se trouve en tous, mais chacun la manifeste à sa manière. Elle est une inspiration, le moyen par lequel la vie se reproduit et progresse. Elle est force de vie qui souvent dépasse les croyances et peut même les détruire au besoin. Elle n'est pas une simple adhésion à ce qui a été dit; elle s'inspire de l'intuition profonde de l'homme, source qui jaillit de l'intérieur d'une façon spontanée et non rationnelle.

Il est important de rester ouvert à toute vision qui ne ressemble pas à la nôtre, car toutes les expériences intérieures se situent dans un contexte particulier: l'époque, le cadre social, la formation particulière de la personne, etc. Il faut toujours tenter de découvrir l'essence individuelle qui donne un sens à l'expérience vécue.

CHAPITRE SEIZIÈME

La signification de la mort chez la personne d'âge mûr

La personne d'âge mûr prend conscience de son destin biologique: le nombre limité des années qu'il lui reste à vivre. Le temps, qui pouvait paraître long à vingt ans, coule très vite à soixante-dix et quatre-vingts ans. À mesure que nous avançons en âge, le temps semble se précipiter.

Durant l'enfance tout s'imprime dans notre conscience; les jours semblent s'étendre à perte de vue. Au sortir de l'enfance et de l'adolescence, l'espace se resserre; nous nous familiarisons davantage avec les montres, les horloges et les calendriers; la mémoire se développe et devient de plus en plus précise.

Chez les personnes d'âge mûr, le temps est réduit à quelques événements clairsemés; il apporte peu de nouveauté.

"Je suis à l'âge où une heure ne vaut que quelques minutes, où l'on ne peut même plus enregistrer les quarts d'heure."

—Ionesco

Même si le temps semble courir très vite, la personne n'est pas à l'abri de l'ennui. N'avez-vous pas reçu cette confidence de la part de plusieurs personnes vieillissantes: *"Si vous saviez comme je m'ennuie!"*

La personne d'âge mûr doit affronter une vie qui se referme sur elle-même; rien ne la réclame; elle n'a plus rien à faire et son avenir est limité. C'est ce qui fait toute la différence entre l'optique du jeune adulte et celle de la personne d'âge mûr: cette dernière découvre sa *finitude*. Si l'adulte dispose de plusieurs années pour faire les changements qu'il juge nécessaires dans sa vie personnelle, la personne d'âge mûr sait que sa vie est faite et qu'elle s'achève.

> *"Quand je rêvais, revenant sur mon lointain passé, ma jeunesse était devant moi. Je pouvais marcher vers cette chose inconnue que je cherchais. Maintenant, je ne peux plus faire une enjambée sans toucher à la borne."*
>
> —Chateaubriand

Les choses, que la personne a accomplies et qui faisaient le sens de sa vie, n'existent souvent plus. La personne passe donc d'une existence illimitée à une existence limitée.

Mais, malgré son grand âge, la personne peut-elle encore se réaliser?

Plusieurs personnes d'âge mûr, jouissant d'une bonne santé, ont continué leurs activités et sont encore très prolifiques. Il me fait plaisir de citer ici une personne formidable: Mme Françoise Gaudet Smet. J'ai eu l'occasion et le bonheur de la rencontrer, de partager un repas avec elle et de connaître quelques-unes de ses nombreuses réalisations. Quelle personne énergique! Elle sait faire fructifier chaque instant qui lui est donné.

Cet apôtre de la non-violence, nommé Gandhi, allait visiter, à l'âge de soixante-dix ans, quarante-neuf villages de réfugiés Hindous. Il jouissait d'une parfaite santé. Ses jeûnes répétés le maintenaient en forme. Son désir était de vivre jusqu'à cent vingt-cinq ans. Il aurait sans doute vécu encore de nombreuses années si une mort violente n'était venue le ravir à son entourage.

Plusieurs dirigeants de pays ont été très utiles à leur pays à un âge avancé. Et combien d'écrivains et de grands artistes n'ont-ils pas produit leurs meilleures oeuvres alors qu'ils avaient atteint l'âge mûr?

Dans son livre *"La vieillesse, ça n'existe pas"*, Jeanne Liberman nous livre le secret de sa perpétuelle jeunesse. À quatre-vingt-six ans, elle pratique encore les arts martiaux; elle travaille encore douze heures par jour. Elle avoue qu'elle est en bonne santé, heureuse de vivre et qu'elle ne craint pas la mort. *"Le corps n'est que le serviteur de l'esprit"* dit-elle. Elle puise sa force et son dynamisme directement dans l'énergie cosmique. Sa philosophie plonge ses racines dans la sagesse orientale ainsi que dans l'enseignement du Christ qui débouche sur une joie de vivre et une grande paix intérieure. Ses principes se résument ainsi: silence, tolérance, compréhension, amour. Combien d'autres exemples encore ne pourrions-nous pas puiser chez les proches que nous aimons et connaissons bien et qui nous donnent cet exemple de *"mordre dans la vie"*, de la siroter, cette vie, jusqu'à la dernière goutte?

Le contexte social influence-t-il le rapport de la personne d'âge mûr avec la mort?

L'environnement *"ante-mortem"* de la vieillesse est souvent plus cruel pour beaucoup de personnes d'âge mûr que l'environnement *"post-mortem"* pour les vivants. Il témoigne d'une mentalité collective, consciente ou inconsciente, de rejet qui démontre peut-être beaucoup d'égards mais se révèle intolérante.

Dans un tel environnement, il est difficile de vieillir et il ne faut pas s'étonner que nous ayons de fortes tendances à effacer les cheveux blancs par la teinture. Le maquillage de la vieillesse ne conduit-il pas au maquillage de la mort? Ce rejet inconscient du vieil âge n'est que le rejet prématuré de notre propre vieillesse. Nous pouvons nous demander si l'homme du XXe siècle ne serait pas l'homme de tous les refus: refus de l'enfant à naître, refus du changement à venir, refus de croître, refus d'évoluer, refus de vieillir, refus de mourir, refus..., refus...

Dans certaines sociétés, la population tout entière se laisse périr avec indifférence par misère physiologique ou parce que les circonstances la dégoûtent de vivre: alors, la mort ne pose de problème à personne. Dans d'autres, la vieillesse est respectée et honorée; les expériences de vie profitent au plus jeune à tel point que ce grand âge devient désirable. Dans les sociétés traditionnelles, le père espère que ses descendants prolongeront son oeuvre. Dans nos sociétés industrialisées, la mort est un événement proche et personnel.

Quelques pensionnaires d'une résidence ont été interrogés sur leur façon d'entrevoir la mort. Voici leurs réponses:

- *Il faut tous passer par là.*
- *Quand je suis triste, j'y pense plus souvent.*
- *C'est la vie.*
- *Il faudra bien y arriver un jour.*
- *Quand la douleur est trop forte, j'y pense.*
- *Je ne veux pas traîner longtemps.*
- *Je ne veux pas donner de troubles.*
- *Plutôt que de souffrir, j'aimerais mieux mourir.*
- *C'est une pensée qui me fait peur.*
- *Ce n'est pas la mort en tant que telle qui me fait peur, mais bien la souffrance qui précède.*
- *Il faudra bien que je m'y résigne.*
- *Je ne peux pas vivre physiquement éternellement.*
- *Je n'ai plus d'intérêt à la vie: j'ai hâte de partir.*
- *La solitude, c'est parfois plus lourd que la mort.*

Peu de personnes ont exprimé leur peur de mourir, mais plusieurs la vivent.

La hantise de la mort a ses racines dans l'enfance et l'adolescence. Elle est souvent liée à des idées de culpabilité: désirer ou accepter la mort signifie implicitement, pour certains, désirer ou accepter d'en finir avec la vie. Churchill disait, à quatre-vingts ans: *"Cela m'est égal de mourir: j'ai tout vu ce qu'il y avait à voir."*

Ce qui adoucit souvent la mort de la personne d'âge mûr, c'est que la maladie a achevé de l'épuiser. Quand physiquement et moralement tout désir de vivre s'est éteint, la personne préfère partir doucement plutôt que de continuer sa lutte et son ennui quotidien. Nous pouvons comprendre que, placés dans certaines conditions presque intenables, plusieurs choisissent d'abréger leurs jours.

La vie est dans le mouvement. Une certaine activité n'est-elle pas nécessaire au bonheur? Une inaction complète peut devenir vite insupportable car elle engendre l'ennui. Nous avons vu, dans des exemples antérieurs, que ceux qui ont résisté au poids des ans sont ceux qui ont pu, grâce à des circonstances favorables, maintenir leurs intérêts intellectuels et affectifs. La vie garde une grande valeur tant que nous accordons aux autres un certain prix à travers l'amour, l'amitié, la compassion.

Est-il difficile de vieillir et de mourir?

La vraie difficulté pour accepter de vieillir et

de mourir est d'ordre affectif. Elle est basée sur une qualité de relation avec soi-même et avec son entourage. Cette relation ne peut exister que dans la continuité de croissance intérieure de l'être. La personne, qui a accepté sa vie comme un temps de croissance continue et qui n'a pas considéré son temps de productivité comme le point culminant de sa courbe de vie, acceptera la vieillesse d'une façon positive et elle sera capable de donner un sens positif à sa mort. Cette personne continuera d'évoluer dans les inconvénients les plus éprouvants de la vieillesse. Elle comprendra que la vie a un sens, une qualité, indépendamment du fonctionnement physiologique du corps.

Le grand âge étant le moment de la récolte de ce que nous avons semé. La saison de l'usage et non des labeurs.

> *"Il faut avoir atteint la vieillesse pour comprendre le sens éclatant, absolu, irrécusable, irremplaçable, de ce mot: aujourd'hui."* — Claudel

Ceux qui ont des intérêts polyvalents sont favorisés dans leur vieillesse; ils ne s'ennuient jamais. Si le retraité est désespéré par le non-sens de son existence, c'est peut-être que l'humanisme de notre société lui a fait défaut. Si cet humanisme n'était pas pure façade, la personne vieillissante ne serait pas mise à l'écart et nous saurions utiliser ses nombreuses possibilités. C'est l'homme tout entier qu'il faut refaire, toutes les relations entre les hommes qu'il faut recréer, si nous voulons que les conditions de l'âge mûr soient acceptables. Si la personne âgée participait à une vie collective comme dans certaines régions du globe où les personnes vieillissantes sont intégrées à la vie de tous les jours, comme il serait plus facile de vieillir. La personne ne se sentirait pas isolée et elle pourrait faire face, avec sérénité, à ses nombreuses pertes.

L'attitude de la personne d'âge mûr face à la mort

D'après Erickson, la proximité de la mort précipite une crise poussant l'individu à évaluer ses expériences et accomplissements en fonction de l'atteinte ou non de ses buts majeurs dans la vie. Selon la capacité de la personne à mettre de l'ordre et de la signification dans sa vie, ce retour sur le passé résultera dans l'atteinte soit de l'intégrité personnelle, soit du désespoir. Si la personne est arrivée à résoudre les problèmes et les crises antérieures, elle aura une fin calme et sereine. Mais, si elle n'est pas arrivée à dépasser certaines situations qui l'empêchent de passer à une autre étape, elle aura besoin d'aide pour vivre le présent.

Un autre chercheur, du nom de Markson, soutient que le processus de la réintégration de la personnalité chez l'individu âgé implique une revue de sa vie, c'est-à-dire un retour progressif au rappel conscient des expériences passées dans le temps social aussi bien que la résurgence de problèmes non résolus enfouis dans les profondeurs de la personnalité. Cette revue de sa vie cause souvent à la personne d'âge mûr culpabilité et regrets et peut même la plonger dans un état dépressif dû à l'impression très vive d'un manque d'accomplissement de soi. Chez plusieurs cependant, cette revue de la vie permet le développement d'un sentiment de liberté et de sérénité.

Une étude faite aux États-Unis, auprès de personnes ayant, en moyenne, soixante-dix-sept ans, sur la relation entre le temps subjectif et l'anxiété de la mort chez la personne d'âge mûr, donne les résultats suivants: quatre attitudes envers le temps sont identifiées: l'anxiété du temps, la soumission au temps, la possession du temps, la flexibilité du temps.

- **L'anxiété du temps** correspond au besoin de contrôler le temps et à la dépendance face au temps.

- **La soumission au temps** indique une obéissance, une conformité et une orientation vers le temps.

- **La possession du temps** coïncide avec des désarrois dus au passage rapide du temps et à un fort besoin de savoir ce que le futur apportera.

- **La flexibilité du temps** concorde avec une utilisation souple de la dimension temporelle et se retrouve chez les individus qui sont peu anxieux lorsqu'ils perdent le sens du temps.

Les auteurs notent que l'anxiété, la soumission et la possession du temps sont reliées à l'anxiété de la mort, alors que la flexibilité du temps n'y serait pas associée.

Il peut être intéressant de constater qu'il existe une relation entre la conception de la mort et l'orientation temporelle de la personne vieillissante.

En général, la personne d'âge mûr tient à la vie mais elle peut être marquée par l'angoisse d'une maladie grave. Il s'agit de la comprendre et de lui apporter la sécurité dont elle a besoin pour accepter lucidement ce qu'elle doit vivre.

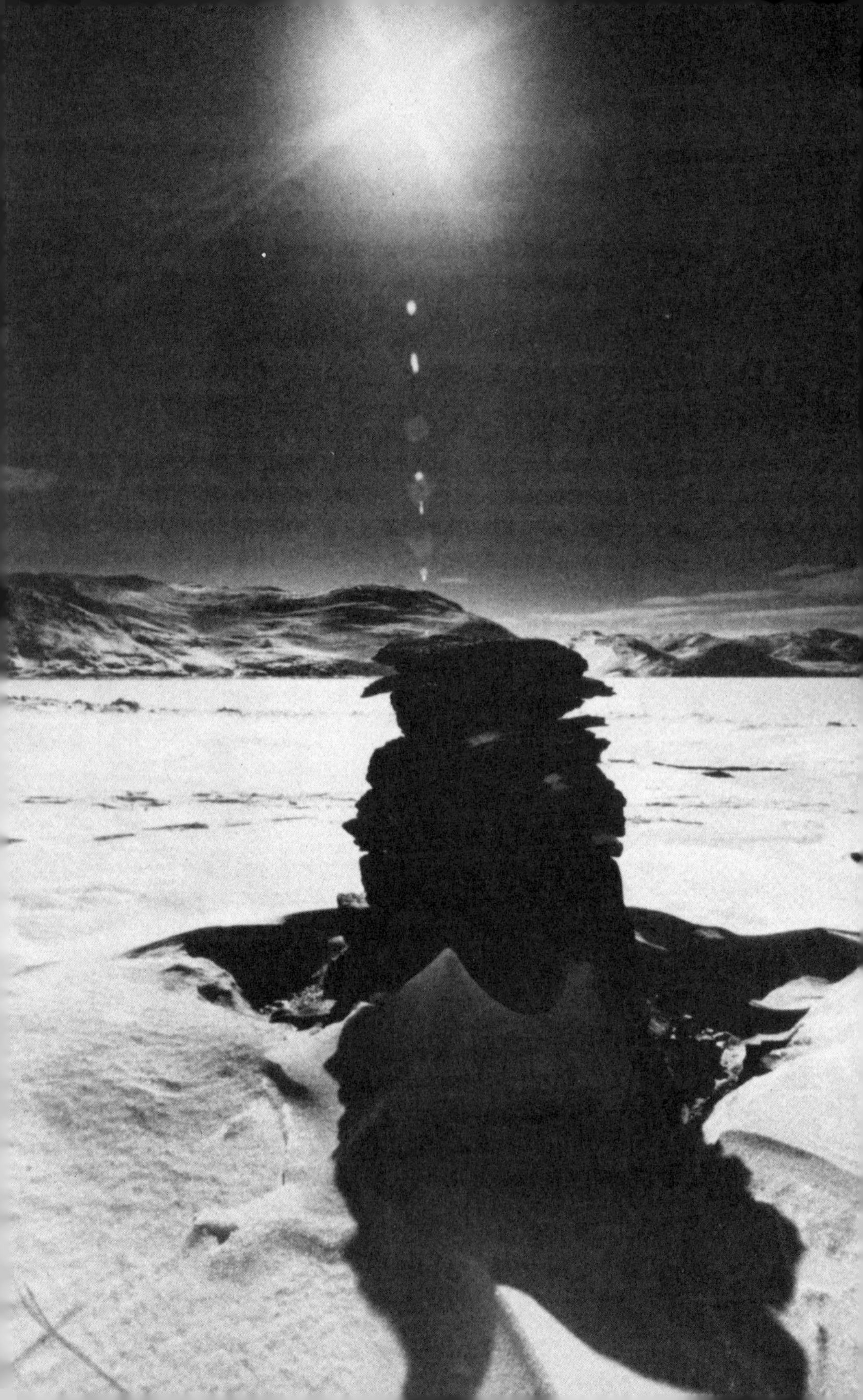

Je recommence chaque jour une même démarche: à partir de ma nuit vers une lumière, quand ce n'est pas : à partir d'un doute vers la foi.

Roger Schultz

CHAPITRE DIX-SEPTIÈME

L'euthanasie

L'institutionnalisation de la maladie, et surtout le passage de la vie à la mort, a amené le médecin, une fois qu'il a branché le malade à une machine, à s'en trouver lui-même prisonnier. À l'heure actuelle, le médecin se trouve contraint de le faire en raison de la déontologie médicale et des lois de la jurisprudence.

Il est donc important, pour défendre le droit de mourir, de réaffirmer la vraie vocation de la médecine, de sorte que le malade, comme le médecin, soient libérés des servitudes qui leur sont imposées. La responsabilité de la médecine n'est-elle pas de veiller à l'intégrité de la vie?

Le respect du droit à une mort digne exige qu'on ne recule pas artificiellement la mort et que l'on cesse de recourir à certains moyens médicaux qui ne feraient que prolonger une agonie. La suppression de la souffrance est une tâche humaine mais elle peut entrer en conflit avec des valeurs humaines fondamentales.

Quelle est l'origine du mot *"euthanasie"*?

Le terme "euthanasie" a été employé pour la première fois au XVIe siècle par les deux célèbres chanceliers d'Angleterre, Thomas More et Francis Bacon. **Eu:** bien, **thanatos:** mort; ce mot exprime le *"bien mourir"*. Ce vocable définit deux notions complémentaires:

a) celle de **bonne mort**, calme, exempte de souffrances:

b) celle de **mourir à son heure**, par opposition à la mort avancée ou retardée.

Qu'est-ce que la bonne mort selon certaines tradition?

Pour le noir africain, la *"bonne mort"* est celle qui s'accomplit selon les normes prévues par la tradition, c'est-à-dire mourir dans le village, près des siens, quand on est arrivé à un âge avancé, qu'on a bien accompli sa mission et que les enfants sont nombreux pour pleurer le disparu; mourir sans souffrance, dans la paix, sans accident, disparaître en communion avec les dieux et les ancêtres. La disparition du vieillard qui a réussi sa vie (nombreuse progéniture, accumulation de biens qui seront consommés lors des rites funéraires, les bovins, après le sacrifice, lui servant de viatique) demeure, chez l'africain, le symbole d'une *"bonne mort".* Les funérailles, qui suivront, seront l'occasion d'une authentique fête collective. ***"La bonne mort, c'est la mort acceptée."***

Dans le monde chrétien, *"la bonne mort"* suppose trois conditions:

a) **la croyance au mystère pascal** qui est un mystère de mort et de résurrection.

b) **l'entière cohérence de la vie individuelle** avec les exigences de la charité. L'homme meurt alors dans le témoignage de l'Évangile, avec la certitude de rencontrer Dieu.

c) **la dignité et le détachement** qui feront que l'homme offrira cette épreuve dans l'humilité et l'amour à titre d'expiation et de purification.

"La mauvaise mort" procède, tout comme l'angoisse qui l'accompagne, de l'individualisme, de l'attachement excessif aux biens personnels.

Ne préfère-t-on pas, aujourd'hui, parler de la *"belle mort"*, propre, inconsciente et surtout sans douleur? Croit-on vraiment en la valeur rédemptrice de la souffrance? La souffrance, dans notre monde, n'est-elle pas considérée comme le mal par excellence? N'en avons-nous pas une preuve flagrante dans l'hyperconsommation des analgésiques et sédatifs de toutes sortes?

La mort à son heure

Plusieurs auteurs sont d'accord pour affirmer que nous recevons, dès le berceau, la feuille de route de notre vie, comprenant toutes les situations et événements que nous aurons à vivre. On peut se demander alors: *"Qu'en est-il du programme génétique et de l'accident imprévisible?"*

L'examen attentif de vrais jumeaux révèle une correspondance dans les symptômes du vieillissement (ménopause, endropause), blanchissement des cheveux, rides et concordances dans les dates de décès. Tout se passe comme si, génétiquement, l'heure de notre mort se trouvait prédéterminée. Selon le biologiste Effik, il existe une circulation permanente et complexe d'informations codées, décodées, recodées de l'acide désoryribonucléique (A.D.N.). Chaque cellule, chaque organisme constitué de cellules, est tôt ou tard condamnée à mort par l'accumulation d'erreurs dans le programme des molécules maîtresses. Cette somme de dérèglements finirait par être responsable de la dégradation de la synthèse des protéines du système immunologique, des écarts qualitatifs de leur *"métabolisme"*.

"Mourir à son heure", aujourd'hui, ne serait-ce pas, comme l'affirme Edgar Morin, *"mourir à l'heure de l'autre?"* Une mort accélérée, provoquée, précipitée par un autre, sans souffrance, aussi douce que possible?

Qu'est-ce que l'euthanasie?

Nous pouvons définir l'euthanasie à partir de deux volets:

a) l'**euthanasie active** qui est une mise à mort directe et volontaire du mourant;

b) l'**euthanasie passive**, une mise à mort indirecte qui a lieu lorsque l'on cesse d'appliquer les moyens extraordinaires nécessaires au maintien de la vie.

L'euthanasie active, selon la section 212 du code criminel, constitue un meurtre, même avec le consentement de la victime. De plus, la section 205 du même Code établit qu'une personne commet un homicide lorsque, directement ou indirectement, par un moyen quelconque, elle cause la mort d'un être humain. À la section 223, il est mentionné qu'une personne qui en aide une autre à commettre un suicide ou en est complice, tombe sous le coup de la Loi, que le suicide aboutisse ou non.

L'euthanasie passive. Selon une enquête menée aux États-Unis, en 1970, 54% des médecins-répondants affirment l'avoir pratiquée.

La Société Médicale de l'État de New York publiait, en 1973, une déclaration de leur politique sur l'emploi des moyens extraordinaires pour prolonger la vie quand la mort est certaine:

> *"La pratique de l'euthanasie n'est pas du domaine de la médecine. Le droit à une mort digne ou la cessation de l'emploi des moyens extraordinaires pour prolonger la vie du corps quand il existe une évidence irréfutable que la mort biologique est inévitable, est une décision qui appartient au patient ou à sa famille immédiate, avec le consentement du médecin traitant."*

En 1974, le sondage de la revue *"Médecine Moderne du Canada"* auprès de 1 700 répondants, révélait que 89% affirmaient avoir déjà fait face à des situations d'euthanasie, 79% reconnaissaient que la Loi devait être examinée à nouveau et 95% admettaient qu'un malade, atteint de maladie terminale, avait le droit de refuser un traitement susceptible de prolonger sa vie, 82% des médecins jugeaient que cette responsabilité devait être celle du médecin, avec le consentement de la famille, dans le cas d'un malade incurable.

En août 1974, l'Association des Médecins de Langue française publiait sa prise de position officielle en regard de l'euthanasie médicale: *"L'euthanasie est l'abstention ou l'interruption de la prolongation thérapeutique d'une fonction vitale."* Il est contraire à la Loi, selon l'article 2, et à l'éthique professionnelle, d'administrer à une personne une dose létale d'un médicament ou d'une autre substance dans le but de provoquer la mort. Selon l'article 3, dans le cadre d'un traitement d'une maladie mortelle, en phase terminale, ou d'une anorexie cérébrale irréversible, l'Association reconnaît comme conformes à l'éthique professionnelle, les pratiques médicales suivantes: la décision de ne pas entreprendre un traitement de soutien; celle de prescrire des médicaments à dose suffisante pour supprimer la souffrance. À l'article 4, elle affirme que les décisions prévues à l'article 3 appartiennent au médecin traitant après qu'il ait recueilli l'avis des proches ou du malade lui-même si ce dernier est en état de donner son avis.

Comment s'exerce l'euthanasie

aujourd'hui?

Jusqu'en 1938, l'euthanasie consistait, avant tout, à soulager la souffrance du mourant; c'était plutôt une aide, une assistance.

Après la loi hitlérienne de 1939 sur la suppression des anormaux et des handicapés majeurs, ce mot *"euthanasie"* devient tabou, même si secrètement la chose persiste. Avec le perfectionnement exceptionnel des techniques de réanimation, une nouvelle question se pose: *"Est-il opportun de couper les circuits qui maintiennent en état de vie artificielle des sujets sombrés dans le coma?"* La déclaration de Pie XII, en 1954, admettant le principe de l'euthanasie par omission, fit rebondir le débat, tout en libérant plusieurs médecins de bien des angoisses. Après cette déclaration, le pas de **l'euthanasie par suspension** allait être vite franchi. Nous passons, alors, de l'assistance au mourant par **suppression de la souffrance** avec la détermination d'assurer une mort douce, à la **suppression du mourant** par négation de la vie; c'est une participation active à la mort d'une personne pour la délivrer.

Cette réflexion nous amène à la question suivante:

À quel moment s'arrête la vie?

Cette question n'est-elle pas actuelle alors que nous avançons de plus en plus vers la prolongation de la vie? Le fonctionnement du coeur, des poumons, des reins d'un individu dont les cellules cérébrales sont détruites signifie-t-il la vie? Peut-on affirmer que la fin de l'organisme coïncide avec la destruction de la dernière cellule? Plusieurs questions nouvelles se posent à la lumière des données récentes de la science. Ne serait-ce pas par une redéfinition de la vie et de la mort que se dégagera la solution à certaines questions?

En janvier 1975, 40 personnalités internationales, dont trois Prix Nobel, déclaraient cruel et barbare le maintien en vie d'incurables souffrants d'une façon intolérable. Elles ont demandé, non seulement l'arrêt des soins pour abréger la vie, mais aussi, dans certains cas, la pratique de l'euthanasie active. Le tabou n'est pas encore dépassé et le consensus est loin d'être réalisé.

Nous connaissons le cas d'une jeune américaine tombée dans le coma pendant plusieurs mois et maintenue en vie grâce à une réanimation artificielle. C'était la première fois que la Justice de l'État du New Jersey était confrontée à cette demande de cessation de tous les moyens extraordinaires.

Sommes-nous finalement en train, au XXème siècle, d'accepter qu'il existe une mort cérébrale, une mort totale du cerveau? Quand ces signes cliniques se manifestent, il n'y a donc pas de problème moral à débrancher toutes les machines. Il s'agit de la confirmation définitive d'un électro-encéphalogramme plat pendant 24 heures.

Cette jeune fille , au dire de ses parents, aurait demandé, lorsqu'elle était consciente, de ne pas recourir à des moyens extraordinaires pour prolonger sa vie si son état venait à empirer. Il s'agissait d'un testament de vie.

Qu'est-ce que le testament de vie?

Le testament de vie garantit et formule de façon explicite le droit du malade à la libre disposition de lui-même: qu'il ait ou non signé un document à cet effet; il peut refuser un traitement, quel qu'il soit, même si ce refus doit entraîner sa mort. Le **testament de vie** est un document signé par un adulte responsable qui n'est pas nécessairement malade ou soumis à des soins médicaux. Il déclare que, si un jour il n'était plus en mesure d'exprimer sa volonté relativement à un traitement sur sa personne, ce traitement ne devra pas être entrepris si certains diagnostics spécifiques étaient formulés. Le **testament de vie** peut consister en de simples instructions données à un médecin ou à un membre de la famille ou en un document juridique devant notaire.

La seule personne qui a autorité et compétence sur la mort, n'est-elle pas la personne qui meurt? Si le patient n'est pas conscient, il faut reconnaître à la famille et aux médecins le droit de déterminer ce qu'il y a de mieux à faire. Il s'agit de respecter le droit de tout humain à mourir dans la dignité, dans le calme qu'exigent, pour le mourant, ces quelques heures qui lui restent de vie biologique, entouré de ceux qu'il aime. Cet environnement chaleureux lui permettra de regarder courageusement les choses en face et d'accepter ce qui vient.

Peut-on admettre l'euthanasie?

Le Dr Barnard considère l'euthanasie comme un acte médical et non un meurtre. Pour lui, quand un malade est perdu, il est en droit de mourir paisiblement et sans souffrance. Il souhaite tout de même que les Occidentaux reviennent aux "*rites de passage*" pratiqués dans toutes les sociétés. La religion ne reste-t-elle pas la seule réponse donnée par l'homme face à la mort? Le Dr Barnard regrette l'individualisme croissant des sociétés développées refusant de mourir et demandant l'impossible au progrès. Il avoue que l'euthanasie passive est une pratique courante dans les chambres d'hôpitaux. Le danger, pour le praticien sud-africain, ne réside pas dans les droits que l'on accorde, mais dans les abus que l'on pourrait en faire. Il cite la phrase de l'un de ses patients en train de mourir:

— *"Ce n'est pas la mort qui est l'ennemie, docteur. C'est l'inhumanité!"*

Le 9 septembre 1958, Pie XII faisait la déclaration suivante:

> *"Si le mourant y consent, il est permis d'utiliser avec modération des narcotiques qui adouciront ses souffrances, mais entraîneraient aussi une mort plus rapide; dans ce cas, la mort n'est pas voulue directement, mais elle est inévitable et des motifs proportionnés autorisent des mesures qui hâteront sa venue."*

L'euthanasie passive est donc licite; l'euthanasie active ne le serait jamais.

La frontière entre les deux est de plus en plus ténue. Le directeur du Centre de bioéthique de Montréal, M. David J. Roy, affirme que la déprofessionnalisation de la mort implique le droit, pour chacun, de mourir avec dignité. Il s'explique par les énoncés suivants:

> *"Mourir sans le fracas frénétique de la technologie mise en branle pour arracher au mourant quelques heures supplémentaires de vie biologique. Mourir sans les douleurs atroces qui monopolisent toute l'énergie et la conscience du mourant. Mourir dans un entourage digne d'un être humain sur le point de vivre ce qui pourrait être* "sa plus belle heure". *Mourir en entretenant, avec les gens autour de soi, des rapports humains simples et riches. Mourir comme un exécutant qui est en mesure de pratiquer ce difficile accomplissement de* "l'art de mourir". *Mourir les yeux ouverts en regardant courageusement les choses en face et en acceptant ce qui arrive. Mourir l'esprit ouvert en acceptant que certaines questions, que la vie a posées, demeurent sans réponse. Mourir à coeur ouvert, c'est-à-dire en étant préoccupé du bien-être de ceux qui restent en vie."*

Pour être rejoint profondément

par cette façon de mourir, ne faut-il pas tout d'abord avoir vécu notre vie? **Bien vivre** n'est-il pas le pré-requis de **bien mourir**?

CHAPITRE DIX-HUITIÈME

Historique des unités de soins palliatifs

Une infirmière britannique, Cecily Saunders, travaillait auprès de grands malades dans une unité de soins intensifs. En réfléchissant sur le sens de son travail, elle décide d'entreprendre ses études de médecine. Après avoir obtenu son diplôme, elle réunit, autour d'elle, une équipe d'infirmières, de psychologues, de médecins, de travailleurs sociaux, d'employés de soutien, de bénévoles motivés à consacrer leurs ressources et leur coeur à améliorer la **qualité de vie** des personnes qui vivent leur dernière *"étape de croissance"*. Elle fonde donc, avec son équipe, le *"St-Christopher's Hospice"* de Londres.

J'ai eu le bonheur de rencontrer, lors d'une conférence à Québec, le Dr Thérèse Vanier, fille du Général Vanier, soeur de Jean, fondateur de l'Arche, et qui fait partie de l'équipe soignante. La motivation de l'équipe est profondément humanitaire. Sur le plan individuel, plusieurs s'y engagent au nom de valeurs religieuses. L'équipe ne se réunit pas seulement pour discuter des dossiers et des malades, mais tous ils aiment se ressourcer ensemble dans la prière communautaire. Le sens communautaire est très développé à St-Christopher parce que chaque membre est conscient des objectifs communs poursuivis et de la complémentarité interdisciplinaire. On a voulu créer une atmosphère familiale où l'acharnement thérapeutique fait place à l'option palliative. On n'y retrouve donc pas ces contraintes disciplinaires propres à un milieu axé sur la technologie thérapeutique. La mort ne constitue pas *"un échec personnel"* pour les médecins et les infirmières. Toutes les énergies sont canalisées sur le réconfort physique et moral et sur la recherche de la qualité de vie des malades qui leur sont confiés pour un temps limité. Les malades étant conscients de leur état, il peut exister une franchise et une transparence dans les rapports avec les membres du personnel. Ils peuvent vivre en profondeur une relation privilégiée, basée sur une confiance réciproque.

Quel fut le premier objectif de St-Christopher's Hospice?

Le premier objectif des membres fondateurs a été de s'attaquer, en priorité, au problème de la **douleur globale**, tant physique que morale, spécialement pour les cancéreux qui constituent un fort pourcentage de leur clientèle. Les pharmaciens et les médecins ont mis au point une formule ancienne, la "mixture Brompton" qu'ils administrent régulièrement à chaque patient selon un dosage individuel adapté à sa condition. Ce composé présente un triple avantage sur les calmants traditionnels :

a) il supprime presque totalement la douleur physique sans soumettre le malade à la peur de ne pouvoir se contrôler;

b) il calme l'anxiété du malade en raison du caractère continu du traitement. Le patient sait qu'il n'aura pas à attendre, en cas de besoin, (contrairement aux malades des autres hôpitaux qui reçoivent leurs injections toutes les quatre heures après une opération douloureuse);

c) il empêche le malade de passer par l'insomnie, l'angoisse et la dépression. L'aspect préventif de ce traitement favorise les rapports entre le malade et le personnel soignant.

Le malade retrouve alors une capacité de dépassement qui lui permet d'envisager avec sérénité l'issue fatale de sa maladie. La médication est parfaitement adaptée à ses besoins et elle laisse au malade sa lucidité. Il peut converser avec ses proches, écouter de la musique, lire, se déplacer dans son fauteuil roulant, assister à la projection de films, prendre du soleil, etc.

Après avoir atteint l'objectif du contrôle de la douleur, les animateurs de St-Christopher ont concentré leurs efforts pour répondre aux besoins physiques, psychologiques et spirituels des malades. Une formation constante est donnée au personnel soignant pour mieux comprendre les attentes et les difficultés de leurs malades.

Une infirmière, ou personne bénévole, peut passer plusieurs heures auprès d'un mourant en lui tenant la main en silence. Après le décès, l'équipe maintient un service d'assistance à la famille pour répondre à son besoin de réconfort. Le Dr Saunders croit que les soins palliatifs doivent s'étendre à la réalité du deuil où sont plongées les familles afin de faciliter son intégration.

Plusieurs personnes, qui ont reçu cette assistance après un décès, offrent leurs services pour travailler ensuite comme bénévoles.

Cecily Saunders fut donc la pionnière et l'inspiratrice de nouvelles fondations d'unités de soins palliatifs à travers le monde. La petite chambre d'hôpital réservée au mourant a maintenant fait place, dans quelques hôpitaux de la province de Québec, à une unité de soins palliatifs.

Quelle fut la première unité de soins palliatifs au Québec?

En 1973, le Dr Mount et son équipe de l'hôpital Royal Victoria à Montréal, réussissent à intéresser la Direction de leur hôpital et le ministère des Affaires Sociales qui leur permettent d'organiser une unité de soins palliatifs, conçue sur le modèle de St-Christopher's Hospice. Ils invitent les universités à préparer des programmes spéciaux consacrés à la thérapeutique et à la psychologie des malades en phase terminale. Les travaux effectués aux États-Unis par le Dr Kubler-Ross aident à la préparation de ces programmes.

Dès le premier bilan de l'action entreprise entre janvier 1975 et janvier 1977 par le Dr Mount, l'expérience s'avérait très positive. Il avoue que les coûts d'une pareille entreprise sont minimes en comparaison de l'énorme quantité de souffrances allégées. Les soins palliatifs étant prolongés à domicile, plusieurs malades ont le privilège de mourir dans leur foyer.

L'unité de soins palliatifs, composée de douze lits, a pour objectif premier d'offrir une qualité de vie pour les jours qui restent. L'attention aux petits détails devient importante et on essaie de reproduire une ambiance familiale. L'individu est personnalisé; chaque anniversaire est célébré et les visites peuvent se faire à n'importe quelle heure, des salles ayant été aménagées pour les familles. Dans une unité de soins palliatifs, contrairement à une autre unité de l'hôpital, le personnel n'a pas à observer l'évolution d'une maladie mais bien à accompagner le malade pour qu'il vive cette étape le mieux possible.

Après l'unité de soins palliatifs du Royal Victoria, d'autres équipes se sont organisées dans les hôpitaux de la province de Québec. Je n'en citerai que quelques-unes : celle de l'hôpital Notre-Dame de Montréal, de l'Hôtel-Dieu de Sherbrooke, de Drummondville. Plusieurs autres sont actuellement en préparation, particulièrement à Québec : le projet de la Maison Michel-Sarrazin.

En quoi consiste ce projet?

Le projet de la Maison Michel-Sarrazin comporte trois volets dont les rôles seront complémentaires :

a) une maison sise en dehors des centres hospitaliers où seront hébergés de 15 à 20 malades en phase terminale;
b) un ensemble de services ou d'unités intra-hospitalières qui ont accepté de collaborer au projet;
c) des services à domicile pour les malades qui désireront mourir chez eux.

Le projet se veut une oeuvre de la communauté où il s'implante. Les membres de l'équipe de soins et les bénévoles viendront des différents centres hospitaliers et de la région de Québec. Deux médecins, les docteurs Bonenfant et Dionne, sont les instigateurs de ce projet.

Les systèmes actuels dans nos hôpitaux préparent-ils à la mort?

Plusieurs personnes viennent à l'hôpital comme à leur dernier logis. Ils rompent avec leur environnement familier. Ces ruptures font qu'ils ont, quelquefois, le sentiment de rompre avec eux-mêmes. Ils se retrouvent dans un milieu étranger, froid et vide de sens. Ils seront soumis à des règlements hospitaliers qui ne peuvent offrir au malade et à sa famille un accueil confortable et suffisant. Leur seul recours est le personnel soignant qui avoue, très souvent, son incapacité à accompagner le malade dans sa phase terminale et à affronter avec lui cette réalité de la mort. Souvent, à l'hôpital, on appliquera une thérapie dépourvue de sens (abus de traitements et d'examens de toutes sortes), ce qui augmentera la souffrance du malade et son anxiété ainsi que celle de sa famille.

Cette situation, qui sévit dans nos hôpitaux, a provoqué le développement du concept de l'unité de soins palliatifs pour favoriser, chez le malade, le plus de confort possible pour les heures qui lui restent à vivre sur cette terre. L'organisation physique des lieux favorise un climat de détente et de tranquillité. Le personnel soignant est motivé pour faire ce travail; il a appris à ne plus craindre sa propre mort pour aider le mourant et sa famille. Toute l'équipe interdisciplinaire est préparée à donner le soutien physique, moral, psychologique dont le malade a besoin.

Qui peut travailler dans une unité de soins palliatifs?

Une personne dont la maturité a permis de se familiariser avec les problèmes physiques, psychologiques et spirituels de la personne avec qui elle entre en inter-relation. Un travail, dans une telle unité, ne s'improvise pas; la personne doit avoir suivi une démarche pour acquérir la formation nécessaire afin de se familiariser avec le sujet de la mort. Si la personne a encore des peurs face à la mort, elle les projettera sur ses malades, ne sera pas à l'aise et le malade non plus. Certains malades n'atteignent jamais l'étape de l'acceptation définitive; ils parviennent à se résigner mais n'acceptent pas. Cette qualité de présence que le personnel soignant pourra assurer au mourant le sécurisera et facilitera son passage à l'autre vie.

Tous les services d'un hôpital ne pourraient-ils pas bénéficier de cette approche palliative?

Mixture de Brompton

Morphine	2,5 à 120 mg
Cocaïne	10 mg
Alcool éthylique (98%)	2,5 ml
Sirop aromatisé	5 ml
Eau chloroformée q. s.	20 ml

- Pour la plupart des malades, 5 à 20 mg de morphine par dose de 20 ml suffiront pour contrôler la douleur.
- La quantité de morphine peut cependant varier de 2,5 à 120 mg compte tenu de l'âge, du poids et de l'intensité de la douleur.
- Une phénothiazine en sirop associée à la morphine est toujours recommandée pour son effet anti-émétique et potentialisateur.

CONCLUSION

Il y a désir, au sein de tout être humain, de nier le temps et d'abolir la durée. Consentir au temps, c'est accepter le cycle des combats, des affrontements, des incertitudes. Le temps limite notre pouvoir; le futur, c'est le risque; il met en jeu la totalité du monde. Le passé, c'est l'identité, le connu, le familier. La pensée du passé, si on l'a aimé, est le repos.

Le refus affectif du temps ne se présente-t-il pas comme l'une des sources du désir d'éternité? Ce désir d'éternité ne serait-il pas la projection dans l'avenir d'un état souhaité passionnément? Il exprime le besoin de sortir du cycle des combats, peut-être même de répondre à la tentation d'**éviter une histoire à tisser**.

Cette grande difficulté à intégrer le deuil ne manifeste-t-elle pas l'incapacité où nous sommes, d'adopter, devant la mort, des conduites de terminaisons?

Si nous acceptons que la durée s'impose comme condition de la vie et que la mort est un événement personnel au même titre que la naissance, nous comprendrons alors qu'accepter de mourir, c'est, au fond, accepter de vivre.

Mais l'expérience fondamentale qui nous frappe est que toute souffrance revêt l'apparence d'une lutte et quand nous demandons un arrêt de la souffrance, nous demandons au fond, un arrêt du temps : *"cela ne peut plus durer"*. On dirait que la souffrance fait un pacte avec le temps. L'important alors pour l'homme, en état de souffrance, est de vivre intensément le moment présent qui est à sa portée. Le temps de maladie devient l'occasion d'une option profonde, d'un engagement intérieur.

Faire le choix de vivre dans sa maladie, c'est déjà avoir dépassé le stade de la peur de la mort et c'est donner au temps sa véritable signification.

VIVRE SON MOURIR devient alors DÉVELOPPEMENT ET CROISSANCE.

QUESTIONNAIRE DE SYNTHÈSE

Si vous désirez faire un petit travail de synthèse à la suite de la lecture de cet ouvrage, nous vous suggérons de répondre au questionnaire suivant :

1. Qu'est-ce que vivre?
2. Comment pouvons-nous nous réaliser?
3. Quelle est la différence entre choisir sa vie et la subir?
4. Qu'est-ce que la peur?
5. Pouvez-vous trouver la cause de vos peurs?
6. Vous est-il déjà arrivé d'avoir peur et de démissionner devant une tâche à accomplir?
7. Quelle attitude avez-vous en face de la mort?

8. Que pouvez-vous faire pour que la pensée de la mort vous soit plus familière?

9. Qu'est-ce que le *"mourir"?*

10. Pourquoi la mort de l'autre nous dérange-t-elle?

11. Pourquoi avons-nous peur de la mort?

12. Qu'est-ce que le désespoir?

13. Les systèmes actuels, dans nos hôpitaux, préparent-ils à la mort?

14. Qu'est-ce que l'immortalité?

15. La mort est-elle, pour vous, un sujet tabou?

16. La souffrance a-t-elle un sens pour vous?

17. La mort existe-elle?

18. Comment pouvons-nous écarter ce caractère dramatique de la mort?

19. Quelles sont les différentes étapes que peut franchir celui ou celle qui sait qu'il ou qu'elle mourra sous peu?

20. Quel est le sens de l'accompagnement?

21. Qu'est-ce que la compréhension?

22. Quelles sont les différentes étapes de l'intervention?

23. Quelle est la différence entre l'empathie et la sympathie?

24. Quels sont les besoins du mourant aux points de vue physique, psychologique, sociologique et spirituel?

25. Qu'est-ce qu'écouter?

26. Comment pouvons-nous aider la famille lors d'un deuil?

27. La vue du corps, lors d'un décès, est-elle importante pour l'intégration d'un deuil?

28. Quel exercice pouvez-vous faire pour dissocier la représentation de la réalité?

29. Que reflète l'image qu'une société se fait de la mort?

30. Qu'est-ce qui a mis fin à l'ère de la mort naturelle?

31. Quels sont les éléments dont il faut tenir compte dans une programme sur *"l'aide au mourant"?*

32. Qu'est-ce que le deuil?

33. Comment le deuil peut-il se vivre positivement?

34. Quelles sont les différentes étapes que peut traverser la personne en deuil?

35. Quels sont les symptômes du chagrin aux points de vue physiologique et psychologique?

36. Quelle sorte d'aide peut-on apporter à la personne en deuil?

37. Quand peut-on affirmer qu'un deuil est intégré?

38. Quel est le point de vue musulman de la mort?

39. Quel est le point de vue israélite de la mort?

40. Quel est le point de vue protestant de la mort?

41. Qu'est-ce qui différencie le point de vue du catholique et celui du protestant?

42. Comment le chrétien considère-il la mort?

43. Que veut désigner la foi chrétienne dans le Christ et sa Résurrection?

44. Quel est le sens de la mort pour le bouddhiste?

45. Qu'est-ce que le suicide?

46. Pourquoi se suicide-t-on?

47. Quelles sont les manifestations qui caractérisent ces attitudes suicidaires?

48. Qu'est-ce qui détermine tel style de mort au lieu de tel autre?

49. Quelles sont les difficultés éprouvées par la personne suicidaire?

50. La personne est-elle libre de son choix?

51. Peut-on prévenir le suicide?

52. Quelle image l'enfant de 4 à 12 ans se fait-il de la mort?

53. Comment l'enfant réagit-il devant la mort?

54. Pouvons-nous parler de la mort aux enfants?

55. Pouvons-nous amener un enfant aux funérailles?

56. Quel est le sens de la mort chez l'adolescent?

57. Quel est le sens de la mort chez l'adulte?

58. Quel est le sens de la mort chez la personne âgée?

59. Quelle est l'origine du mot : *"euthanasie"*?

60. Quelle est la différence entre l'euthanasie active et l'euthanasie passive?

61. Comment s'exerce l'euthanasie aujourd'hui?

62. Qu'est-ce que le testament de vie?

63. Qu'est-ce qu'une unité de soins palliatifs?

64. Qui peut travailler dans une unité de soins palliatifs?

65. Tous les services d'un hôpital pourraient-ils bénéficier de cette approche palliative?

66. Qu'est-ce que l'espérance?

67. Peut-il y avoir place pour l'angoisse quand nous vivons dans l'espérance?

68. Quels moyens pouvons-nous prendre pour vivre dans l'espérance?

69. Quelle est la structure de l'attente humaine?

70. Quelles pourraient être les perspectives chrétiennes de l'espérance?

BIBLIOGRAPHIE

LIVRES

Aries, P., ***"Western Attitudes Toward Death: From the Middle Ages to the Present"***, Baltimore, John Hopkins University press, 1974.

Aries, P., ***"L'homme devant la Mort"***, Édition du Seuil, 1977.

Baillargeon, J. et Pelletier, H., ***"Le médecin devant la Mort"***, Le Médecin du Québec, vol. 12 (4) avril 1977.

Bélanger, D., ***"Les méthodes de Recherches en Sciences Sociales"***, Traduction Ed. H.R.W., 1977.

Bendiksen, R., Fulton, R., ***"Death and the Child"***, An anterospective test of the chilhood bereavement and later desorder hypothesis. Omega 6, 45, 49, 1975.

Bercou, L., ***"Pour aider à comprendre la vie et la mort"***, Dervy-Livres, 1974.

Berger, D.M., et Hortala, F., ***"Mourir à l'hôpital"***, Col. Infirmière d'aujourd'hui, Le Centurion, 1974.

Bermann, E., ***"The Impact of Death-Fear on an American Family"***, University of Michigan, Press 1973.

Bouvier, Hélène, ***"Ne craignons pas la Mort"***, Ed. Astra, 1974.

Brooklyn Derr, C., ***"Education and Urban Society"***, London, Sage Publications Inc., 1974.

Buhler, Charlotte, ***"La Psychologie dans la Vie de notre Temps"***, Ed. Edouard privat.

Corporation des Thanatologues du Québec, ***"Dis-moi, c'est quoi."***, 32 p.

Foss, D.C., ***"Acceptance or Denial?"*** Sckenkman Publishing Company, Cambridge, Mass, 1972.

Freud, ***"Deuil et mélancolie et considérations actuelles sur la guerre et sur la mort"***, Essais de psychanalyse — Payot, 1951.

Frossard, André, ***"Il y a un autre Monde"***, Fayard, 1976.

Golberg, M.R., eds, ***"Caring for the Dying Patient and his Family"***, New York : Health Sciences Publishing, 1973.

Groliman, E.A., ***"Concerning Death : A Practical Guide for the Living"***, Boston, Beacon Press, 1974.

Heiflz, Milton D., M.D. Mangel, Charles, ***"The Right to Die"***, Berkley Publishing Corporation, New York, 1976.

Holck, F.H., ***"Death and Eastern Thought"***, Nashville, Nashville, Abingdon Press, 1974.

Kavanauch, R.E., ***"Facing Death"***, Los Angeles, Nash Publishing, 1972.

Keleman, S., ***"Living for Dying"***, Randon House Book, 1974.

Kerch, Crutchfield, Levison, ***"Psychologie"***, Ed. du Renouveau Pédagogique, 1979.

Knowles, Malcolm, S., ***"The Modern Practice of Adult Education Andragogy"***, Versus Pedagogy, New York, Association Press, 1975.

Kubler-Ross, E., ***"Questions and Answers on Death and Dying"***, McMillan Publishing Company, 1974.

Kubler-Ross, E., ***"Les Derniers Instants de la Vie"***, Labor-Fides, Genève, 1975.

Kubler-Ross, E., ***"Death, the Final Stage of Growth"***, Prantice Hall Inc., Englewood Cliffs, New Jersey, 1975.

Kubler-Ross, E., ***"La Mort"*** Québec Amérique, 1976.

Lagrange, B. et Oraison, M., ***"Le Mystère Humain de la Mort"*** Tchou, 1978.

Lama, Kazi Dawa Samdup, ***"Bardo Thodol"*** (Le Livre des Morts Tibétain), Ed. Evous-Wentz, Paris, 1981.

Langone, John, ***"Death in a Noun"*** Dell Publishing Co. Inc., New York, 1975.

Lester, Gene, Lester, D. (1971), ***"Suicide, the gamble with Death"***, Englewood Cliffs, Prentice Hall.

Lewis, S.L., ***"Apprendre la Mort"***, cerf. 1974.

Lowen, A., (1972), ***"Depression and the Body"***, Baltimore, Penguin Books, 1973.

Mehl, R., (1962), ***"Le vieillissement et la Mort"***, Paris, Presses Universitaires de France.

Merloo, J.A.M., (1962), ***"Suicide and Mass Suicide"***, New York, Dutton, 1968.

Meynard, L., (1954), ***"Le Suicide"***, Paris, Presses Universitaires de France.

Quidu, Marguerite, (1970), ***"Le Suicide"***, Paris : Éditions Sociales françaises.

Reich, W., (1933), ***"L'analyse caractérielle"***, Paris, Payot, 1971.

Riley, Matilda W., Foner, Anne et al. (Ed.) (1968), ***"Aging and Society"***, New York : Russel Sage Foundation.

Vidal, B. et Vidal, G., ***"États dépressifs après deuil"***, Ann. Med. Psch. 118e année — T.1. Avril 1960.

PÉRIODIQUES

Association des publications de l'Université de Toulouse — Le Mirail, ***"Le Temps et la Mort dans la Philosophie Contemporaine d'Amérique Latine"***, Toulouse 1971.

Concilium, ***"La Mort"***, no 94, 1974.

Concilium, ***"Être Immortel"***, no 105, 1975.

Dossiers libres, ***"Les hommes devant la Mort"***, Ed. du Cerf, 1975.

Dossiers libres, ***"La Mort, Chemin de Vie"***, Ed. du Cerf, 1975.

Informations catholiques internationales, ***"Le Retour de la Mort"***, avril 1976.

Nursing 76 Skillbook, ***"Dealing with Death and Dying"***.

Stern & Larivière, ***"Observations psychiatriques sur le deuil"***, Union Médicale Canada 1957, no 10.

Revues et articles

"A better Way of Dying", Time, June 1978.

"Attitudes Toward Death Today and 35 Years Ago", Omega 2, 168-173, August 1971.

Baillargeon, J. et Pelletier, H., ***"Le Médecin devant la Mort"***, Le Médecin du Québec, vol. 12 (4), avril 1977.

Bégin, M., ***"New Deal for the Aged"***, Notes for an Address Presented to the Canadian Association of Gerontology, Edmonton-Alberta, October 14, 1978.

Bierer, J., ***"Death : Unacceptable Problem or Acceptable Fact"***, International Journal of Social Psychiatry 21-11-13, (Winter-Spring) 1974-75.

Block, S., ***"A Clinical Course on Death and Dying for Medical Students"***, Journal of Medical Education 50, 630-632, June 1975.

Boisvert, Colombe, ***"Accompagner le mourant est-ce possible"***, p. 26-27, L'Infirmière Canadienne Juin 1980.

Brusco, A., ***"Le Pasteur et le Mystère de la Mort"***, Prêtre et Pasteur, 530-540, Novembre 1977.

Carkhuff, R.R., ***"The Development of Human Ressources : Education, Psychology and Social Change"***, Chapitre 7, p. 163-183.

Carkhuff, R.R., ***"Effect of Client Death of Self Exploration Upon High and Law Functioning Counselors"***, Journal of Counseling Psychology, P. 350-355, 1967.

Claypool, J.R., ***"Family Deals with Death"***, Bahavior law review 27, 34-38, 1975.

"Colloque International sur l'approche Pastorale du Cancéreux", La Vie Médicale au Canada Français, vol. 3, février 1974.

Calton, A.E. et al., ***"A Faculty Workshop on Death Attitudes and Life Affirmation"***, Omega 4, 51-56, 1973.

"Comment : Some Thoughts about the Complexities of Education for Humanistic Care in the Face of Death", Omega 2, 215-216, August 1971.

Côté, L., ***"Ici, on accompagne les Mourants Jusqu'à la Frontière"***, Revue Châtelaine, Novembre 1977.

"Death and Dying" Nursing 75 August.

"Death and Dying : Attitudes in a Teaching Hospital", Urology 4, 741-748, December 1974.

"Death in the Family : Impact on Children", Journal of the American Medical Associations 234, 865-866, 1975.

Delisle, Isabelle, ***"Apprivoiser la Mort"***, P. 28-29. L'Infirmière canadienne, juin 1980.

Doherty, Gillian, ***"Souffrance et Culpabilité"***, p. 24, décembre 1979.

Dossier : ***"La Mort, ça se vit"***, Châtelaine, Vol. 18, no 11, novembre 1977.

Germain, Beaudoin, ***"Le suicide chez les Personnes âgées"***, 18-21, juin 1980.

Godin, E., ***"Mort et Présence"***, Ed Lumen Vitae, Bruxelles, 252-254, 1971.

Goldberg, S.B., ***"Family Task and Reaction in the crises of Death"***, Social Casework 54, 398-405, July 1973.

Green, J.S., ***"The Days of the Death in Canada, Mexico : and Historical Inquiry"*** Omega 3, 245-261, August 1972.

Huber, P.B., ***"Death and Society Among the Anggor of New Guinea"***, Omega, 233-243, August 1972.

Informations Catholiques Internationales, ***"Le Retour de la Mort"***, Avril 1976 (numéro spécial).

Johnson, R.M., ***"Human Feeling concerning approach to Death"***, Psychopathology of Africa 10, 423-429, 1975.

Kobrzychi, P., ***"Dying with Dignity"***, American Journal of Nursing 75, 1312-1313, August 1975.

Lamontagne, C., ***"Le Mourant et le Malade gravement atteint"***, La Vie Médicale au Canada Français, 11, 517-518, juin 1973.

"Le Colloque International sur l'approche Pastorale du Cancéreux", La Vie Médicale au Canada, vol. 3, no 12, pp. 107-150, février 1974 (numéro spécial)

Lester, D., et al, ***"Attitudes of Nursing Students and Nursing Faculty toward Death"***, Nursing Research, 50-53, January-February 1974.

Liegner, L.M., ***"St-Christopher's Hospice 1974 : Care of the Dying Patient"***, JAMA, vol. 234 (10) 1047-1048, December 1975.

"Maladaptive Reactions to the Death of a Family Member", Social Casework 53, 425-434, July 1972.

Margin, L.B. Collier, P.A., ***"Attitudes Toward Death : A sursey of Nursing Students"***.

McTrusty, J., ***"Nurse Training"***, British Medical Journal, 38, January 6, 1973.

Medium-Media, ***"La Mort"***, Numéro 13.

Messier, S.J., ***"L'unité des Soins Palliatifs de l'Hôpital Royal Victoria"***, Relation, octobre 1976.

Morison, R.S., ***"Death : Process or Event?"*** Science 173, 644-698, August 1971.

Murray, P., ***"Death Education and its Effect on the Death Anxiety Level Of Nurses"***, Psychological reports 35, 1250, December 1974.

"On Death and Dying", Journal of Medecine Education 47, 587-588, 1972.

Orenstein, H., ***"Death and Kinship in Hinduism : Sturctural and Functionnal Interpretations***", American Antropologist, 72, 1357-1377.

Parkes, C.M., ***"Home of Hospital? Terminal Care as Seen by Surviving Spauses"***, J.R. Coll. Gen. Pract. 28, 19-30, 1978.

Parot, Maurice, ***"Le Médecin face au Mourant"***, Présence no 114, 62-73.

Pinard, D., ***"Le Droit de Mourir"***, Le MacLean, 14-15, 28-30, janvier 1975.

Piper, H.C., ***"Notre incapacité devant la Mort"***, Présence (3e trimestre) 1972, 35-46.

Plusieurs auteurs, ***"La qualité de la vie jusqu'au stade final"*** pp. 17-22, L'infirmière canadienne septembre 1976.

Rainville, T.H., ***"Croissance et Mort"***, L'infirmière canadienne, 23-24 novembre 1975.

Ribeyron, M.T., ***"Regarder la Mort en Face à l'Unité des Soins Palliatifs de l'Hôpital Royal Victoria à Montréal"***, Perspectives vol. 19, no 30, 23 juillet 1977.

Rogers, J., et Vachon, M.L.S., ***"Le soin de la Personne en Deuil"***, L'Infirmière canadienne, 18, 28-30, 1976.

Sharpe, Gilbert, ***"La Mort en Douce"*** L'Infirmière canadienne, pp. 27-32, janvier 1978.

Shusterman, L.R., ***"Death and Dying : A Critical Review of the Literature"***, Nursing outlook 21, 465-471, July 1973.

St-Cyr, J., ***"La Personne qui change"***, L'Infirmière canadienne XIV, octobre 1972.

"Symposium on Death and Attitudes Toward Death", Geriatries 27, 52-60, August 1972.

White, K.L., ***"Life and Death and Medecine"***, Scientific American 229, 23-175, 1973.

Yeaworth, R. et al., ***"Attitudes of Nursing Students Toward the Dying Patient"***, Nursing research 23, 20-24, January-February 1974.

"You and Death", Psychology Today 5, 43 ff, June 1971.

Quelques films et vidéo traitant de ce sujet

Films de l'O.N.F.

La Mort (série la Sagouine) 28 min 55 sec – couleur – (106C 0276 288)

C'est la naissance de l'enfance qui mènent à la mort, tout naturellement, et la Sagouine l'accepte sans rancoeur. Mais, après la mort? Rien de pire qu'ici-bas, sans aucun doute.

La Mort (série : Vieillir et Vivre) 27 min 55 sec – couleur – (106C 0278 474)

Les propos sereins de personnes âgées sur le vieillissement, la mort, l'au-delà.

Pourquoi moi? 9 min 35 sec – couleur – (106C 0278 199)

Film d'animation qui montre les diverses émotions que ressent une personne n'ayant plus que quelques minutes à vivre.

Raison d'être 78 min 20 sec – noir et blanc – (106B 0277 006)

Deux être condamnés à mourir de cancer ont accepté de vivre leurs derniers mois devant la caméra.

Vivre au jour le jour env. 60 min – couleur – (106C 0280 002)

Nous sommes appelés tout au long de ce film à partager les épreuves et les joies des malades en phase terminale du Service des soins palliatifs de l'Hôpital Royal Victoria qui, aidés du personnel et de leur famille, apprennent à vivre au jour le jour les derniers moments de leur vie.

Fuir 73 min – couleur – (106C 0279 130)

Ce film traite du suicide; une personne raconte ses tentatives de suicide et une autre prend la décision de se suicider.

Le suicide 27 min env. – couleur – (106C 0278 940)

Des psychologues et autres professionnels de la santé ainsi que des personnes ayant déjà fait une tentative de suicide nous éclairent sur les motifs qui peuvent amener un individu à s'enlever la vie.

Film de Radio Canada

Questions de vie et de mort 30 min – couleur

Ce film a été tourné en Angleterre à San-Christopher's Hospice par Michelle Juneau. Nous pouvons constater l'approche humaine du personnel et leur philosophie positive de la vie avec ceux qui vivent leur dernière étape de croissance.

Film de Radio Québec

La Mort 55 min 42 sec – couleur – (73809)

Les gens racontent ce qu'ils pensent de la mort. Sentiments d'injustice face à la mort. Douleur du décès des proches. De la non-résignation et de la peur de mourir. Ce qu'il y a au-delà de la mort.

APPENDICE I

Qu'arrive-t-il à un individu qui vit une crise?

La vie se passe normalement. Un événement survient et nous bouleverse. Ce peut-être :

- — la perte d'un emploi;
- — une peine d'amour;
- — une querelle avec son patron;
- — un des enfants ayant de sérieux problèmes;
- — un déménagement dans une nouvelle ville;
- — etc.

La personne est soit très bouleversée, soit simplement perturbée.

Crise	Pas de crise
Cet événement signifie quelque chose de terrible pour elle; elle le voit comme étant très sérieux.	Elle est capable de voir que sa vie peut continuer même de façon différente.
Si seulement elle avait quelqu'un à qui elle pouvait parler! Si seulement quelqu'un pouvait la comprendre! Elle se sent si seule!	Elle a une famille et des amis à qui elle peut se confier et qui sauront l'écouter.
Est-elle capable de faire quelque chose pour se sentir mieux ou son anxiété est-elle si forte que plus rien ne fonctionne?	Elle est capable de faire des choses qui réduisent sa tension et son anxiété.
Une crise entraîne : — la dépression; — l'anxiété; — l'épuisement nerveux; — la possibilité de suicide.	La personne, avec l'aide de ses amis, est capable de résoudre la crise et se comporter avec plus de sagesse.

APPENDICE II

Guide et conseils pour aider une personne dépressive

1. Concentrez-vous sur les sentiments. Ne minimisez pas la légitimité de son droit d'être dépressive.

2. Concentrez-vous sur le **maintenant**, — ce qui l'a amenée là aujourd'hui — le dernier incident de sa vie.

3. Clarifiez la situation ensemble de manière à être efficace.

4. Décidez ensemble de ce qui peut être fait — de quelle façon les choses peuvent être différentes. (Relation d'aide)

5. Demandez à la personne si elle a déjà pensé à s'enlever la vie. Comment? Quand? Où?

6. Convenez ensemble d'un entretien, dans un temps limité.

— Je veux que tu me rappelles dans une heure.

APPENDICE III

Énoncés vrais et faux sur le suicide

Faux Lorsqu'un individu menace de se suicider, cela ne se limite-t-il pas seulement à des paroles qui n'aboutiront à aucun acte?

Vrai Au contraire, la personne dépressive réclame presque toujours la protection contre ses impulsions, que ce soit directement ou sous forme déguisée. Huit personnes sur dix avertissent les autres au préalable de leurs intentions de suicide. Le fait d'en parler est un indice que son suicide est imminent. Plusieurs personnes seraient sauvées chaque jour si on apprenait à les écouter. Si le message n'est pas compris et l'aide pas adéquate, le suicide survient.

Faux La personne qui parle de s'enlever la vie ne joue-t-elle pas un jeu dans le but d'attirer l'attention et de manipuler ses proches?

Vrai Toute personne dépressive requiert de l'attention et utilise tous les moyens psychologiques possibles pour satisfaire ses besoins. Si ces moyens sont ignorés ou niés, même si la personne s'en sert pour attirer l'attention ou pour manipuler, le désespoir peut la gagner. En rejetant une telle personne, on peut l'amener à passer aux actes. La plupart du temps, elle le fera. Et malheureusement, l'individu qui presse la détente avec une arme à feu sur sa tempe ne peut changer d'idée.

Faux Est-ce vrai qu'un individu qui a attenté à sa vie une fois ne recommencera pas?

Vrai Non. Dans plusieurs cas, la foudre peut frapper plusieurs fois au même endroit. L'histoire de plusieurs suicides révèle, au moins, une tentative préalable. La seconde réussit fréquemment.

Faux Une personne profondément religieuse ne s'enlèverait pas la vie, n'est-ce pas? Le suicide n'est-il pas en contradiction avec ses croyances?

Vrai Des pasteurs, des rabbins et des prêtres souffrant de dépressions se sont enlevé la vie. La dévotion ou l'orthodoxie, dans n'importe quelle foi, ne détournera personne de ses intentions de suicide si elle est dépressive.

Faux La personne qui essaie de se suicider n'est-elle pas mentalement dérangée?

Vrai Le fait que la plupart de ceux qui s'enlèvent la vie sont dépressifs ne veut pas nécessairement dire qu'ils sont victimes de psychose ou d'aliénation mentale. La personne peut vivre entièrement dans la réalité mais être incapable de supporter plus longtemps le fardeau de la dépression et l'impitoyable montée de tension. Le jugement est déformé et l'appréciation de la vie faussée. Alors que certains s'enlèvent la vie impulsivement, d'autres forgent froidement des plans de délivrance dans la mort.

Faux Les personnes qui ont des tendances au suicide sont totalement déterminées à mourir.

Vrai La plupart des gens ayant des tendances au suicide ne sont pas décidés entre la vie et la mort et spéculent avec la mort, laissant aux autres le soin de les sauver. Presque personne ne se suicide sans laisser savoir aux autres ce qu'il ressent.

Faux Lorsqu'une personne a des tendances au suicide, elle les a pour toujours.

Vrai Les individus qui veulent s'enlever la vie ont ces tendances pour une période de temps limitée seulement.

Faux L'amélioration suivant une crise de suicide signifie que les risques sont terminés.

Vrai La plupart des suicides surviennent en dedans de trois mois après la période d'amélioration, alors que l'individu a l'énergie nécessaire pour mettre ses pensées morbides à exécution.

Faux Le suicide frappe plus souvent les riches ou au contraire, il survient presqu'exclusivement parmi les pauvres.

Vrai Le suicide n'est ni la maladie du riche, ni la malédiction du pauvre. Il est très démocratique et les proportions sont les mêmes à tous les niveaux de la société.

Faux Le suicide peut être commis sans avertissement.

Vrai Il semble y avoir plusieurs formes d'avertissements, par exemple, celui de la personne qui dit que tout irait mieux si elle n'existait pas ou qui fait des cadeaux inusités et inexplicables aux autres.

Faux Les motifs de suicide sont facilement établis.

Vrai La vérité est que nous avons la plus pauvre des compréhensions sur le pourquoi des suicides. Par exemple, le fait qu'un sérieux revers financier précède un suicide ne signifie pas que ce revirement explique adéquatement le suicide.

Faux La plupart des personnes qui se suicident sont dépressives.

Vrai Cette erreur de raisonnement peut expliquer le fait tragique que les signes de suicide imminent nous échappent parce que la personne n'est pas dépressive. Même s'il est difficile de se procurer des données fiables, certains experts croient que la majorité des gens qui s'enlèvent la vie ne sont pas dépressifs. Comme nous l'avons indiqué cependant, la majorité des gens dépressifs pensent, à un certain moment, au suicide.

Faux Une personne atteinte physiquement d'une maladie en phase terminale est peu disposée au suicide.

Vrai Une personne avertie de sa mort imminente n'écarte pas l'idée du suicide. Peut-être que le désir de mettre fin à leurs propres souffrances ou à la peine de leurs proches conduisent certains à décider du moment de leur mort.

Faux Une tendance au suicide est héréditaire.

Vrai Depuis que plusieurs suicides surviennent dans une même famille, l'hypothèse est émise que la tendance de penser en termes d'auto-destruction est héréditaire. Il n'y a toutefois aucune preuve de cette hypothèse.

Faux Le suicide est influencé par les saisons, la latitude, les conditions atmosphériques, la pression barométrique, l'humidité, les précipitations, le temps sombre, la vitesse du vent, la température et les jours de la semaine.

Vrai Il n'y a pas de données adéquates pour établir le bien-fondé de telles suppositions.

Faux Le suicide est influencé par des facteurs cosmiques tels que des taches solaires et les phases de la lune.

Vrai Il n'y a pas de preuves de cette affirmation.

APPENDICE IV

Test sur le suicide

	oui	non
1. La personne est-elle de sexe masculin?		
2. La personne est-elle âgée de plus de 45 ans?		
3. La personne est-elle séparée, divorcée, veuve ou n'a jamais été mariée?		
4. La personne a-t-elle un projet de suicide?		

5. La personne a-t-elle déjà été hospitalisée pour des raisons psychiatriques?

6. La personne a-t-elle déjà fait une tentative de suicide?

7. Est-ce que la personne était dans un mauvais état de santé depuis les derniers six mois?

8. Est-ce que la personne est reconnue comme une grande consommatrice d'alcool?

9. La personne s'adonne-t-elle de façon excessive à l'absorption de drogues?

10. Est-ce que la personne a subi une perte récente (emploi, ami, argent, être aimé, maison, position ou une partie du corps par une opération chirurgicale — incluant l'avortement et l'état post-natal)?

11. Est-ce que la personne est sans emploi ou retraitée?

12. Est-elle socialement isolée, sans amis?

13. Est-ce que la personne montre des symptômes de dépression?

14. Est-ce qu'elle entend des voix lui disant de s'enlever la vie?

15. A-t-elle déjà dit qu'elle désirait mourir ou a-t-elle négligé d'accomplir certains actes importants tels que se donner une piqûre d'insuline ou refuser de prendre de la digitaline ou autres traitements médicaux?

16. Est-ce qu'elle a l'habitude d'une conduite auto-destructive (grande témérité, disposition aux accidents, penchant vers l'alcool ou drogues pouvant conduire à l'auto-mutilation)?

17. Ne manque-t-elle pas de convictions religieuses ou morales qui s'opposent au suicide?

Chaque réponse affirmative augmente la possibilité de risques de suicide.

Chère lectrice,
cher lecteur,

Si vous avez le goût, après la lecture de cet ouvrage, de communiquer avec moi, faites-le. Je me ferai un plaisir de vous lire et de répondre à vos questions, s'il y a lieu.

Je vous remercie de m'avoir lue et j'aimerais faire avec vous une petite évaluation de cet ouvrage, à savoir :

1 - Qu'est-ce que la lecture de ce livre vous a apporté?

2 - A-t-il changé quelque chose dans votre vie?

3 - Votre perception de la mort est-elle différente?

4 - Avez-vous des suggestions à faire au niveau de l'approche utilisée dans cet ouvrage?

Je salue affectueusement tous ceux qui ont à vivre cette dernière étape de croissance et je leur dis *"Bon Courage"*. Bonne route à tous ceux qui ont à continuer les luttes de la vie et qui seront appelés à être des accompagnateurs auprès de ceux qui nous quitteront bientôt pour un au-delà meilleur.

À tous, je dis : *"Soyons heureux!"*.

Isabelle Delisle Lapierre
R.R. 1
Cookshire (Québec)
J0B 1M0
Téléphone : (819) 875-3558

Achevé d'imprimer au Canada
Imprimerie Gagné Ltée Louiseville